よくわかる低身長児の診療ガイド

成長障害の診察室から

羽二生クリニック院長
成長科学協会評議員　東北大学医学部　腎・高血圧・内分泌科

羽二生 邦彦

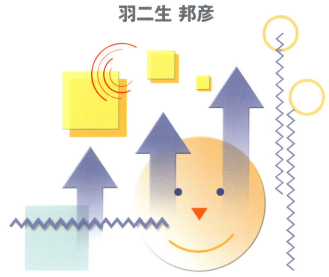

はじめに

　低身長児をお持ちの親御さんの多くが、私のクリニックを訪れた際に「これまで自分の子供の低身長には気づいていたが、どこに行けばよいのかわからなかった」とか、「自分も小さいので遺伝だろうと諦めていた」「いずれそのうち伸びるだろうと放置していた」ということをお話しになります。

　専門医が診れば、その成長障害がどのような原因で起こっているか、その子供がどのような治療を必要とするか、おおむね受診の日にわかります。しかし、一般の方々には子供の背がなぜ伸びないか、その原因を見分けるのはなかなかできません。

　このような理由から、成長障害に関する詳しい知識の習得と適切な対処を目的として、一般市民を対象にした「成長障害フォーラム」を定期的に開催してきました。

　この講演会をきっかけに、成長ホルモン分泌不全性低身長症や遺伝子、性染色体、軟骨、甲状腺の異常による低身長症、思春期早発症、SGA性低身長症等多数の子供達が新たに発見され治療に至りました。

　一般に成長障害の治療は、早期発見・早期治療が大変重要です。特に下垂体の腫瘍が原因で背の伸びが悪化している子供の場合は、発見が遅れてそのまま放置していると、下垂体の上を走っている視

神経が圧迫されて視力や視野の異常を来すことがあります。また、成長ホルモン以外のホルモンの分泌障害を合併していると、日常生活に支障を来すばかりでなく、時には生命に危険が及ぶ場合もあります。もちろん、こうしたケースは非常にまれであり、大多数の低身長児では、適切な治療を続けることで、より順調な発育・成長を促すことが期待できます。

　こうした成長障害に関する正しい知識を広く一般の方々に知っていただくため、「成長障害フォーラム」での講演内容を本にまとめることにしました。

　今日、成長障害に関する研究の進歩は目覚ましいものがあります。

　たとえば、成長ホルモン分泌に関係する多くの遺伝子の存在やその異常が次々と解明され、成長ホルモン欠乏による低身長症の病因が次第に明らかとなっています。また、成長ホルモンの分泌を調節する脳とホルモンとの関連や各種ホルモンの構造が解き明かされるに従い、ホルモンの一部は人工的に合成され、実際に低身長症の診断や治療にも使われるようになりました。

　その代表的な薬の一つが、低身長症の治療に使われているヒト成長ホルモンです。

　治療用の成長ホルモンは、1970年代には亡くなった人の脳下垂体

から抽出したものを使っていたため、供給量が非常に少なく、その使用は自ずと制限されていました。しかし現在では、遺伝子工学の発達により純粋な成長ホルモンが大量に作られるようになり、成長ホルモンの不足という事態はなくなりました。したがって、病院で成長ホルモンの分泌障害による低身長と診断された子供たちは、誰でも治療を受けられる状況になっています。

　しかし、成長ホルモンの治療効果を最大限に発揮させるためには、単純に成長ホルモンを注射すればいい、というわけではありません。

　低身長の原因を考慮しながら、治療開始時期や二次性徴への影響、日常生活での配慮ポイントなど、子供たち一人ひとりの状態に応じたきめ細かな対応が求められます。本書では、低身長治療にまつわる医療トピックスを交えながら、診断の目安と治療法、その効果について、図表を使ってできるだけ具体的に解説するよう努めました。

　この本が、低身長のお子さんをもつ親御さんや養護の先生、保健師の方々の参考となり、適切な医療への橋渡しとなればうれしく思います。

平成28年4月

羽二生　邦彦

「よくわかる低身長児の診療ガイド」
成長障害の診察室から
目 次

※本書中の成長曲線は、諏訪珹三氏、立花克彦氏の作図によるものを使用しています。

はじめに ……………………………………………………………………………… 2

第1章 私の診療室を訪れる患者さん ……………………………………… 9

　年々低くなる受診年齢 …………………………………………… 10
　どのような症状の子供が多いのか ……………………………… 11
　低身長の見分け方 ………………………………………………… 12
　● 成長曲線で何がわかるか ……………………………………… 13
　保護者の不安の要因を除くには ………………………………… 15
　成長ホルモン治療とは …………………………………………… 16
　成長ホルモンの副作用 …………………………………………… 17

第2章 診察と検査、治療に至るプロセス ………………………………… 19

　両親に確認すること ……………………………………………… 20
　特有な症状をチェック …………………………………………… 21
　骨年齢の判定 ……………………………………………………… 22
　尿検査と血液検査によるスクリーニング ……………………… 23
　骨年齢で何がわかるか …………………………………………… 24

第3章 背が伸びるメカニズムを知ろう …………………………………… 27

　成長の標準的パターンを知っておこう ………………………… 28
　乳幼児の成長には栄養摂取が大切 ……………………………… 30
　子供の成長のカギを握る「成長ホルモン」 …………………… 31
　成長に不可欠な甲状腺ホルモン ………………………………… 33
　思春期のスパートは性ホルモンの働き ………………………… 34

二次性徴と治療時期の関係	36
おくての子と早熟な子	38
成長におけるタンパク質（アミノ酸）の意義	40
成長に関与するその他の因子	42

第4章　成長ホルモンはどこで作られ、どのように作用するか？　43

脳下垂体と成長ホルモン	44
成長ホルモンの分泌調節機構	46
成長ホルモンはどのように作用するか	48
成長ホルモンの骨の成長板への作用	51
成長ホルモンの生理作用	53

第5章　低身長の原因　55

低身長の原因	56
成長ホルモン分泌不全性低身長症	57
●成長ホルモン分泌不全性低身長症の特徴	60
●器質的な原因による成長ホルモン分泌不全性低身長症	60
●遺伝子異常による成長ホルモン欠損症	62
●近親結婚による遺伝子異常の影響	63
ターナー症候群	65
●二次性徴をもたらす女性ホルモン治療	67
軟骨無形成症（軟骨低形成症）	69
●軟骨無形成症の特徴	69
思春期早発症	73
クッシング症候群による低身長	76
甲状腺機能低下症による低身長	79
愛情遮断性低身長症	80
ラローン型低身長症	80

| プラダー・ウィリ症候群 | 81 |
| SGA性低身長症 | 82 |

第6章 検査と治療の基準 ……… 83

成長ホルモンの分泌状態を調べる検査法	84
成長ホルモンの負荷試験	86
24時間および夜間の成長ホルモン分泌	89
成長ホルモン治療の開始	91
小児慢性特定疾病の適応基準	91
● 開始基準	91
● 継続基準	92
● 小児慢性特定疾病の治療終了基準	92

第7章 成長障害の治療法とその効果 ……… 95

成長ホルモン分泌不全性低身長症の治療	96
● 成長ホルモン治療による"追いつき成長"	96
● 症例でみる治療効果の実際	98
● 最終身長を決めるファクター	100
ターナー症候群の治療	102
● ターナー症候群の成長要因	105
軟骨無形成症の成長ホルモン治療	107
● 軟骨無形成症の脚延長術	107
● 表情が明るい術後の子供たち	109
思春期早発症の治療	111
クッシング病における低身長の治療	113
甲状腺機能低下症における低身長の治療	114
愛情遮断性低身長症の治療	115
ラローン型低身長症の治療	116

プラダー・ウィリ症候群の成長ホルモン治療 ……………………… 117
　　SGA性低身長症の治療 …………………………………………… 117

第8章　成長ホルモン治療の実際 ……………………………………… 119
　　成長ホルモン治療は家族や本人が行なう ………………………… 120
　　・注射器の種類 …………………………………………………… 120
　　・注射する部位 …………………………………………………… 121
　　・注射する時間 …………………………………………………… 122
　　・注射する薬の量 ………………………………………………… 123
　　・続けて注射する方が効果が高い ……………………………… 123
　　新しい成長ホルモン製剤 ………………………………………… 124
　　成長ホルモン以外の成長促進療法 ……………………………… 125
　　・正常低身長児のクロニジン療法 ……………………………… 125
　　・ゆっくり背を伸ばす生理的治療法 …………………………… 127

第9章　間違った「低身長医療」に出合わないために ……………… 131
　　専門医の診断を受けることの意味 ……………………………… 132
　　高身長信仰を捨てる ……………………………………………… 133
　　大切な子供の心のケア …………………………………………… 134

　　コラム①　成長ホルモンとIGF-I ……………………………………… 32
　　コラム②　"大人の骨"になると、背の伸びもストップ ……………… 38
　　コラム③　成長ホルモン単独欠損症typeIA …………………………… 64
　　コラム④　ステロイドホルモンによる成長障害 ……………………… 78
　　コラム⑤　負荷試験による成長ホルモン分泌促進のメカニズム …… 90
　　コラム⑥　低身長治療のための未来の成長ホルモン分泌刺激剤 …… 128
　　参考・引用文献 …………………………………………………… 136
　　参考データ ………………………………………………………… 137
　　おわりに …………………………………………………………… 140

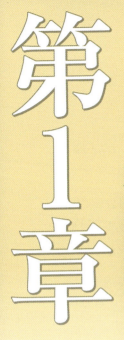

第1章 私の診療室を訪れる患者さん

当クリニックには、成長に関する不安や悩みを抱えた子供や親御さんが数多く来院されます。低身長に関する質問が多いのはもちろんですが、最近は精神面や健康面の影響を心配する方も増えており、成長障害に対する関心の高さがうかがえます。

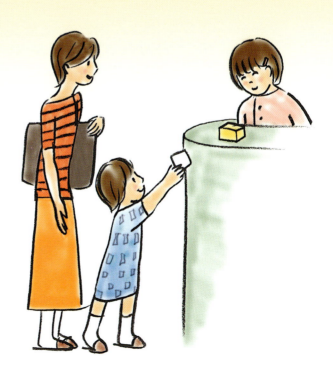

第1章　私の診療室を訪れる患者さん

■年々低くなる受診年齢

　宮城県仙台市に内分泌疾患を治療する専門クリニックを開設して以来、数多くの「成長障害」に悩む子供たちが訪れ、その治療にあたってきましたが、ここ数年目立った傾向として、初診者の受診年齢が低くなっていることがあげられます。

　かつては12〜13歳前後の子供たちが多かったのですが、最近は10歳以下の子供が中心で、中には生後数カ月の幼児も来診します。

　初診者の年齢が低くなってきた背景の一つには、子供たちの成長記録をつけている養護の先生方による適切な指導があげられます。同年齢の子供たちに比べ、身長が目立って低いということや、年間の身長の伸び率がとても悪いといったことに目を配っていただき、心配なときには、専門医の診察を勧めていただくケースが多くなってきているからです。

　もちろん、他の病気がきっかけで、小児科のドクターから紹介されることも少なくありません。また、「成長障害フォーラム」で私の講演を聞いてから、クリニックを訪れてくる親御さんもいます。

　いずれにしても、早めに診察し適切な対策を講じることは、他の疾病と同様に低身長児の治療に関しても望ましいことです。

　低身長の原因には、特殊なものまで含めると200以上もあるといわれています。このため、何が原因で背が伸びないか、その原因をきちんと見極め、治療が必要な場合は、その子の状態をよく確認しながらタイミングよく治療を行なわなくてはいけません。治療を始める時期が遅れてしまうと、せっかく正しい原因を突き止めても、背が伸びる時期を逃していたり、十分な治療

効果が期待できなくなるケースがあるからです。

　子供の背の伸びや成長の様子で気になることがあったら、早めに診察して最適なタイミングで治療を始める準備をしておくことが、治療効果を最大限に高める上でも重要な条件といえるでしょう。

■どのような症状の子供が多いのか

　では、実際にどのような子供たちがクリニックを訪ねてきているのでしょうか。

　一番多いのは、やはり「同年齢の子供たちと比べて背が低い」ということで来院される患者さんです。しかし、背の伸びに関する悩みだけで来院する方ばかりではありません。「二次性徴が遅れている」とか、「二次性徴が早すぎる」といった不安で受診される方、「他の病院で下垂体の働きがおかしいといわれたので検査してほしい」という方、「肥満が著しい」「尿の量が多く、1日に5リットル以上出る」といったことで来院される方も珍しくないのです。

　中には「アトピーでステロイドホルモンの治療を受けたが、背の伸びに対して悪影響はないか？」とか「二次性徴が早かったので、じきに背の伸びが止まってしまうのでは？」というように、低身長の要因を指摘する保護者もあります。低身長治療についてのマスコミの報道や出版物から、親御さんの認識が高くなっていることがうかがえます。

■低身長の見分け方

　成長障害による低身長とは、同性で同年齢の他の子供と比べて、身長が著しく低い、あるいは成長の速度が著しく遅い場合をいいます。

　しかし、身長が著しく低い、あるいは成長速度が著しく遅いといっても、その判断は一概にいえずむずかしいため、医学的な立場から、低身長の基準として、下の表（表1）に示した2つの項目が設けられています。

　①に記した「−2SD」の「SD」とは、標準偏差（Standard Deviation）の略です。学校の成績などで使われている偏差値と同じで、こちらは成績ではなく、子供の身長のバラツキの程度を表わしています。一般には、身長が「＋2SD」から「−2SD」の間に、全体の子供の約95％が入ることから「−2SD以下」を低身長としています。

　次の②のケースでは、それまで正常の範囲内にあったのに、急に身長の伸びが悪くなり、成長曲線が横ばいになってきた場合です。具体的な指標としては、「1年間の身長の増加率が標準の−1.5SD（約80％以下）で

表1　低身長の基準

①身長が同性同年齢の子供と比べて「−2SD以下」の場合

②1年間の身長の増加（成長率）が同性同年齢の子供の平均値の約80％以下（小学校低学年では約4cm以下）で、これが2年以上続く場合

2年以上続く場合」を基準としていますが、この基準を満たしていなくても、成長曲線が横ばいになってきた場合は病的な原因が隠れていることもありますから、現在の身長だけにとらわれず年間の伸び率（成長率）をフォローすることが大切です。

●成長曲線で何がわかるか

　子供の身長を成長曲線にプロットしその成長パターンを知ることは、低身長の程度はもちろん、重大な疾患が隠れていないかを判断する重要な材料となります。特に、今まで順調に伸びていた身長がある時期から急に伸びなくなった場合は注意しなければいけません。というのは、脳下垂体に腫瘍が発生したり、いじめや虐待など非常に強いストレスが加わったり、ステロイドホルモンの過剰や甲状腺ホルモンの不足が生じる、といったことで急に背が伸びなくなることがあるからです。

　一方、背が低くても、それが病的なものではなく体質的な低身長のお子さんも大勢います。かつて、クラスで一番背が低いといえば、身長が標準の−2SD以下の子供が多かったのですが、最近は−1.5SDや−1SDでも、学校のクラスで一番背が低いというケースが珍しくなくなってきました。このような場合は、年間の成長率が悪くない限り、病的な低身長とはみなされません。また−2SD以下の低身長であっても、それが体質的なもので病的な異常が認められない場合は、保険治療の対象にはなりません。

　実は初診者の半数以上はこうした健常者であり、成長ホルモンの治療が必要な低身長症とは評価されない子供たちです。

図1 受診が勧められる背の伸びのパターン

- お子さんの成長の度合いを正しく評価するには、成長曲線を描いて、そのパターンの特徴を見ることが大切です。
- 標準成長曲線と比較して、お子さんの身長が下記のようなパターンになっている場合には、専門の医師に早めに相談することをお勧めします。

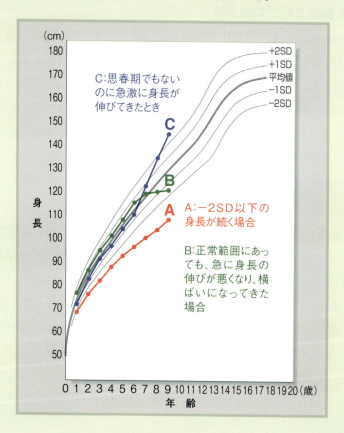

■保護者の不安の要因を除くには

　成長障害の疑いのある子供を連れて、クリニックに見える保護者の方々はさまざまな不安を抱えています。そうした不安にどのように応えているか、その一例を紹介しましょう。

　まず年少の子供を連れた保護者に多いのは「子供がこんなに背が低いのは、食事や睡眠など生活面に問題があるのではないか」という心配です。

　このようなケースでは、比較的子供が幼いうちに来院することが多いため、保護者の心配がむしろ効を奏して病気の早期発見につながることがあります。このため、低身長の原因が明らかとなりタイミングよく治療が始まれば、こうした不安は自然に解消していきます。

　もう一つは、子供のコンプレックスが強いので、どうしたらよいかと保護者が相談にみえる場合です。

　この場合は、おうおうにして子供の年齢が高くなってから来院することが多く、中には適切な治療が行なえる時期を逸して治療効果がほとんど期待できないといったケースもあります。一般に、思春期が過ぎて骨が固まってしまうと、低身長の治療を続けてもそれ以上背を高くすることはできなくなります。このため、もはや治療は難しいということをお話しすると、本人ばかりか親御さんもショックを受け、一緒になってうろたえることも少なくありません。

　このような時、私は、健康であることがいかに大切か、その重要性をきちんと話すようにしています。

　たとえば、「成長ホルモンが不足している場合は、治療が終了して成人になった後も健康面で注意しなければいけないことがたくさんある」というこ

とや、「成長ホルモンだけでなく性腺ホルモンも不足している場合は、性腺機能を正常にするために週に2回も注射を打つ必要がある」といったことを説明し、「健康であることに幸せを感じ、自分の個性や能力を大いに伸ばし、自信を持って生きて行くように」ということを、今まで受診された多くの方々の例を話しながら、悩みの深い子供に説いて励まします。低身長の悩みというのは、本人にとっては非常に切実な問題となっていることが多く、こうしたアドバイスですぐに立ち直るのはむずかしいかもしれません。しかし「お陰で気持ちが楽になりました」と元気な便りを寄せてくれた方もいます。治療が受けられない子供たちにも、こうした精神面でのアドバイスで身長に対する不安や悩みを少しでも取り除いていただきたいと思っています。

成長ホルモン治療とは

　ここで、低身長の治療について簡単に触れておきましょう。
　目下のところ、低身長の治療として最も代表的なのが成長ホルモン治療です。これは子供の背の伸びに欠かせない成長ホルモンを注射で補い背の伸びを改善する治療法で、日本ばかりでなく諸外国でも低身長児の治療法として広く用いられているものです。
　治療に使う「ヒト成長ホルモン製剤」は、遺伝子組み換え技術を使って製造されたもので、ヒトの下垂体から成長ホルモンの遺伝子を取り出し、それを大腸菌やマウスの腫瘍細胞の遺伝子に組み込み、培養液中に分泌された成長ホルモンを抽出し製剤化したものです。こうしてできた「ヒト成長ホルモン」は、私たちの体内でつくられる内因性の成長ホルモンと同じ191

個のアミノ酸から構成されており、その働きも体内から分泌される内因性のものとまったく同じ効果を発揮します。

ただしアミノ酸は口からとると胃や腸で分解されて効果がなくなってしまうため、治療は皮下注射で行ないます。

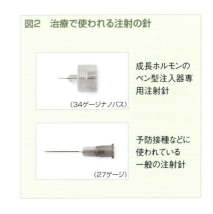

図2　治療で使われる注射の針
成長ホルモンのペン型注入器専用注射針（34ゲージナノパス）
予防接種などに使われている一般の注射針（27ゲージ）

注射をするといえば、親御さんにとっても、またそれを受ける子供たちにとっても怖いイメージがありますが、実際は非常に細い注射針でおしりやふとももに注射しますので、ある程度慣れてくると恐怖感はなくなります。誤って筋肉まで針が入ったり、若干のホルモンが血管の中に直接注入されても心配はありません。成長ホルモンの治療は、この成長ホルモンの注射を自宅でほぼ毎日長期間続けることが基本となります。

成長ホルモンの副作用

成長ホルモンの治療では、長期間の投与による副作用を心配される方もいらっしゃいますが、この点はどうでしょう。

結論から申しますと、主治医の指導のもとで、適切な量の成長ホルモンを使っていれば、重大な副作用が起きる心配はあまりないと考えられます。

重大な副作用については、以前、白血病の症例が出たという報告があ

第1章　私の診療室を訪れる患者さん

りました。しかし、その後アメリカで成長ホルモン分泌不全による低身長症の子供を2グループに分け、成長ホルモン治療をした場合と、何もしなかった場合で長期間経過を見るという研究が行なわれました。その結果、悪性の腫瘍を合併していない限り、白血病の発症率にはまったく差がなかったことが報告されました。また近年、日本でも3万5000人の治療例をもとに調べましたが、ホルモン治療が白血病につながることは確認されませんでした。

　ちなみに、私が経験した範囲で申し上げますと、現在治療中の例を含め今までに1000例以上に成長ホルモン治療をしていますが、その間1例も白血病は発症していません。さらに、成長ホルモンの過剰分泌によっておこる巨人症や先端巨大症では、低身長児に用いる成長ホルモン剤の量の何十倍から何百倍もの成長ホルモンが分泌されているケースが多いにもかかわらず、白血病を合併することはまれにしかありません。こうしたことから、現段階では成長ホルモン治療と白血病との因果関係は否定的と考えられています。

　その他、成長ホルモン治療で隠れていた甲状腺機能低下症が明らかになったり、もともとあった糖尿病が悪化する、といった可能性はありますが、いずれもコントロールが可能です。また治療を継続している間は、定期的な検査によって健康面の影響もチェックしていますので、必要以上に心配することはないように思います。

　むしろ成長ホルモンの分泌が著しく低下した人では、風邪をひきやすく、また治りにくいようですが、成長ホルモンで治療すると、丈夫になり、風邪もひきにくくなったという話をよく耳にします。また、成長ホルモンはタンパク質や脂肪の代謝を促進する生理作用があるため、治療によってより健やかな体調を維持することが期待できます。

第2章

診察と検査、治療に至るプロセス

一概に成長障害といっても、すぐに治療を必要とするものとそうでないものとがあります。今後もまだまだ背は伸びるのか、もう伸びないかといったことも簡単な検査で見分けることが可能です。背の低い子供に対しどのような手順で診察を進めるか、そのプロセスを説明します。

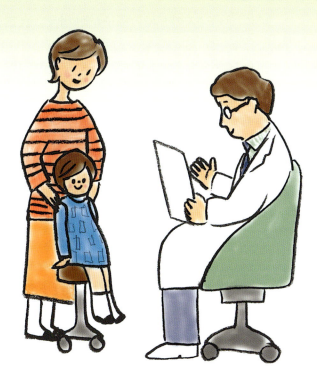

第2章　診察と検査、治療に至るプロセス

■両親に確認すること

　最初にお母さんにお聞きすることは、分娩時の状態です。

　逆子や仮死で生まれたり、黄疸が出たというようなトラブルがなかったか、出産時の状況を詳しく伺います。また、妊娠週数に対して体重が異常に少ないということがなかったか、持参していただいた母子手帳をもとに誕生時の身長や体重を確認します。

　続いて、両親の身長と思春期の時期、お母さんの初潮年齢、兄弟の身長についてお聞きします。子供の身長や思春期の発来には遺伝的な要因が関係するからです。

　さらに、お子さんの普段の様子も伺います。食欲や活動性はどうか、寒がりではないか、朝の寝起きはよいか、便秘はないか、視力が急に低下したり視野が狭くなるようなことはなかったか、頭痛がないかなど、成長と関連したことを確認します。成長ホルモンの分泌が乏しいと、子供は元気がなく、ひ弱な青白い顔をしていることが少なくありません。また、ほとんどの低身長児に共通している特徴は食欲が乏しく、軽い貧血状態になっていることです。さらに、視力や視野に異常を覚えたり頭痛が続くような場合は、脳下垂体の腫瘍を疑う必要があります。

　もう一つ忘れてならないのはアレルギー疾患の有無です。最近は、アトピー性皮膚炎の子供が増えていますが、身体が痒いために深い睡眠がとれないことで、成長ホルモンの分泌が不十分になることが考えられます。同様に、喘息も体力を消耗し睡眠の妨げとなりますので、アレルギー体質がないか確認します。

身長が−4SD以下というように極端に低い子供については、血族結婚の有無をお聞きして、遺伝子の異常の可能性がないかどうか推定します。
　こうして親御さんにいろいろとお聞きした上で、幼稚園や小学校での成長記録を「成長曲線」にプロットして、成長パターンやその変化を調べます。

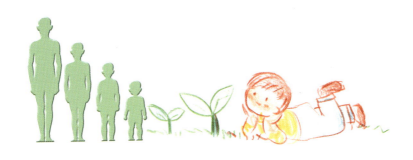

■特有な症状をチェック

　次にお子さんの全身のプロポーションや特徴をチェックします。
　手足の形はどうか、顔がむくんでいないか、額が突き出ていないか、目と目の距離が離れていないか、鼻根部が平坦でそり返っていないか（鞍鼻）、唇や舌が厚くなっていないか、首の幅が左右に広がっていないか（翼状頸）、甲状腺が腫れていないか、乳頭の距離が離れていないか、肘が外側に反れていないか（外反肘）、二次性徴が来ているか等を調べます。
　ホルモンに異常がある患者さんは疾患ごとに特有な症状を示す場合が多いので、専門医であればそうした患者さんが診察室に入ってきたとき、どのような異常があるかを瞬時に見分けることは、そう難しいことではありません。

■骨年齢の判定

　もう一つ重要な検査としては、左手のレントゲン写真による「骨年齢」の判定があります。

　通常、骨年齢は実際の年齢（暦年齢）と一致していますが、成長ホルモンや甲状腺ホルモンが不足すると骨の成長が遅れるために、骨年齢は暦年齢に比べてかなり若くなります。また思春期に性ホルモンが分泌されないと、骨年齢が進むスピードが遅くなり、思春期以降、暦年齢との差がどんどん開い

図3　手の骨のレントゲンで「骨年齢」をチェック

通常は暦年齢と骨年齢は一致していますが、成長ホルモンや甲状腺ホルモン、あるいは性ホルモンが不足すると骨年齢が暦年齢より遅れてきます。

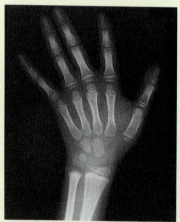

成長ホルモン分泌不全性低身長症
（暦年齢11歳、男児／骨年齢5歳6カ月）

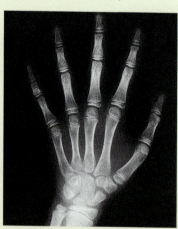

正常発育者（暦年齢11歳、男児）

てきます。骨年齢の判定については次のページで詳しく説明しますが、ホルモン不足の有無を診断するうえで、骨年齢の判定は診断の重要なポイントとなります。

このほか、脳腫瘍や外傷などによる下垂体の損傷が疑われる場合には、頭部のレントゲン写真をとって、脳下垂体の近くに目立った異常はないかを調べます。

■尿検査と血液検査によるスクリーニング

最後に、尿検査と血液検査を行ない、成長ホルモンをはじめ成長に関係した他の因子、例えば成長促進因子であるIGF-Iや、甲状腺ホルモン、性腺刺激ホルモン、副腎皮質ホルモン、カルシウム、リン等の状態を調べます。

同時に、尿にタンパクは出ていないか、糖尿病の傾向はないか、心臓や肝臓、腎臓など主要臓器に異常がないか、といったことをスクリーニングします。

以上の診察から、低身長の原因となる病気が隠れていないか総合的に判断します。そして、成長ホルモン不足の疑いがある場合には、成長ホルモンの分泌能力を更に詳しく調べる「負荷試験」を行ないます(84ページ参照)。この負荷試験で成長ホルモンの分泌不足が判明した場合には、成長ホルモン分泌不全性低身長症と診断され、成長ホルモン治療の適応となります。

■骨年齢で何がわかるか

　人は1年で1歳年をとりますが、骨にも同様に骨の年齢があって、通常は1年ずつ年をとっていきます。この骨の年齢のことを「骨年齢」と呼びます。

　子供の骨の両端には軟骨細胞があり、これが集まって成長板を形成しています。成長板は、レントゲン写真で見ると骨と骨の間に黒い切れ目のように見えます。これを「骨端線」といいますが、この骨端線の状態と手根骨や手首の骨の出来具合をもとに骨の発達状態が何歳相当かを評価したものが骨年齢です。

　一般に、骨年齢が若く骨端線が開いている場合は、身長はまだまだ伸びます。しかし、思春期に入り性ホルモンが多量に分泌されると骨端線は徐々に狭くなり、骨年齢が女子で15歳、男子で17歳に達すると、骨が成熟して骨端線は閉じてしまいます。こうなると背はほとんど伸びません。

　ただし骨年齢は暦年齢と必ずしも一致するわけではなく、体質やホルモンの状態によっても骨年齢の進行スピードは異なります。

　成長障害の診断で骨年齢を調べる重要性はここにあります。

　「自分の子供は高校生ですがまだ身長は伸びますか」という質問をよく受けます。普通はあまり伸びませんが、何らかの理由で二次性徴が遅れている場合には骨年齢が若いため、背はまだ伸びる余地はあります。

　私が診察した例の中には、暦年齢が23歳にもかかわらず、骨年齢が14歳という成長ホルモン分泌不全性低身長症の女性がいました。同様に、いわゆる「おくて」と言われる体質性低身長の子供が、他の子供より遅れて後から急に背が伸び始めるのも、骨年齢が若かったからだといえます。

図4 骨の成長の様子（男子の例）

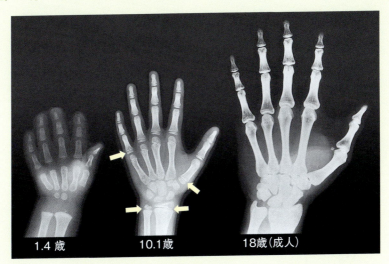

1.4歳　　10.1歳　　18歳（成人）

- 10歳の男子では尺骨の上に骨頭がありますが、1歳児ではこれが見られません。また、10歳児では手根部に7個の骨がありますが（手根骨）、1歳児では2個しかありません。

- 10歳の骨の橈骨、尺骨の末端部に切れ目が見られます。これが軟骨の成長板（骨端線 ⇦ ）です。指骨にも同様に成長板が見られます。ところが18歳になるとこういった切れ目は消えてしまいます。これがいわゆる大人の骨で、ここまで成熟すると骨は伸びなくなり、身長も止まります。

図5 手を構成する骨の名称

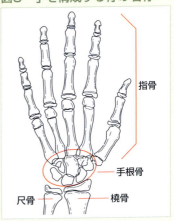

指骨／手根骨／尺骨／橈骨

写真：骨成熟研究グループ：「日本人標準骨成熟アトラス」[2]より引用

第3章 背が伸びるメカニズムを知ろう

子供の背は骨が長軸方向に長く伸びることで高くなります。この骨の伸びに大きな影響を与えているのがホルモンです。いつ、どのようなホルモンが子供の骨を成長させているのか、そのメカニズムを説明します。

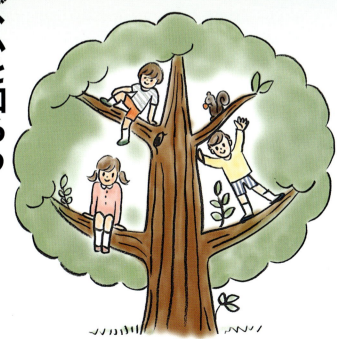

■成長の標準的パターンを知っておこう

　正常な赤ちゃんは身長約50cmで誕生し、1年目で75cm、2年目で85cmというようにすくすくと成長していきます。やがて小児期に入ると成長率は徐徐に下がり年間5〜6cm前後の穏やかな伸びにとどまりますが、思春期に入る頃から男子・女子ともふたたび身長が急に伸び始めます。これを成長スパート（Growth Spurt）といい、この時期は年間にして男子は最大10cm、女子は8cmくらい伸びます。そして思春期が始まってから成人身長を迎えるまで、男子は25〜30cm、女子では約20〜27cm身長が高くなります。

　身長がこうした一定のパターンで伸びるのはなぜでしょうか。それは、成長の過程でさまざまなホルモンが骨に働きかけ、骨を伸ばしているからです。

　中でも、子供の骨の伸びに欠かせないのが「成長ホルモン」と「甲状腺ホルモン」です。また、思春期以降は「性ホルモン」が深く関与しています。

　実は男女の成長速度も、この性ホルモンが活躍する思春期を境に大きな違いが現れます。どのように違うか、正常児の標準例に沿って説明しましょう。

　幼いころは男女ともほぼ同じスピードで成長します。このため、小児期では男女の身長差はほとんどありません。しかし女子は10歳半頃になると男子より約1年半早く思春期の成長スパートを迎えます。小学校高学年になると一時的に女子が男子の身長を上回りますが、これは成長スパート時期の差によるものです。ただし女子のスパート時の伸び率は男子より穏やかで、背が止まる年齢も男子より約2歳ほど早く15〜16歳で伸びが止まります。

　一方、男子は女子より1年半ほど遅く12歳頃から成長スパートに入り、女子をしのぐ勢いで伸びていきます。そしてピークを越えたあとも17〜18歳頃

まで伸びるため、成人身長は女子より約13cm上回ります。

ただし、ここに例示した数値はあくまで平均的なものであって、思春期の始まる時期や背の伸びのピーク、伸び率、身長が止まる時期にはかなり個人差があることを理解しておいてください。

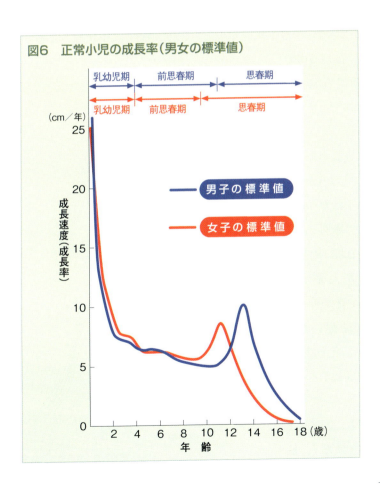

第3章 背が伸びるメカニズムを知ろう

■乳幼児の成長には栄養摂取が大切

　成長が最も著しいのは生まれてから3歳までで、特に生後1年目は平均で25cmと著しい伸びを示します。それはなぜか。実はまだわからない部分が多いのです。ホルモンに関して言うと、乳幼児の身体発育にとって特に欠かすことができないのが甲状腺ホルモンで、この時期に甲状腺ホルモンが不足すると身体ばかりでなく、知能の発育も阻害されてしまいます。

　では成長ホルモンはどうでしょうか。

　寝る子は育つというように、赤ちゃんは寝ている間に成長ホルモンが大量に分泌されて背が伸びるのだろうと思いがちですが、乳幼児の場合、成長ホルモンの不足があっても成長が著しく悪くなるということはなく、低

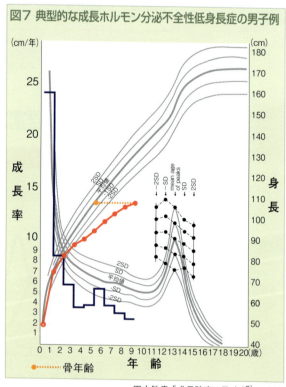

田中敏章:「成長障害の臨床」3)より引用

身長が目立つのは通常3歳以降です。このため乳幼児の成長については、成長ホルモンはさほど関与していないと思われていました。

　しかし私は、乳幼児期においても成長ホルモンは重要な役目を果たしていると考えています。

　確かに図7に示した典型的な成長ホルモン分泌不全性低身長症の成長曲線をみると、赤線で示したように4歳頃から標準値から遠ざかっています。しかし、年間の成長率（青色のカギ形で表示）に目を移すと、1年目まではあまり差はないものの、2年目からは標準値から離れ始め、3年目では一段と差がついていることがわかります。このことからも成長ホルモンは、生後からすでに成長にとって重要であるということがうかがえます。

　さらに、乳幼児の成長において重要な役割を果たしているのが「栄養」です。実際、幼児期から栄養の摂取状態が悪いと成長率が落ちることが少なくありません。これは、栄養が背の伸びに不可欠な IGF-I（Insulin-like growth factor-I）という成長促進因子の産生に大きな影響を与えているからと考えられます。

　十分な栄養を摂り、たっぷり寝ること。それが乳幼児期の成長に欠かせない条件といえるでしょう。

■子供の成長のカギを握る「成長ホルモン」

　子供の身長は、4歳頃から思春期が始まるまで平均すると年に5～6cmのペースでゆるやかに成長していきます。この小児期の成長には、成長ホルモンが深く関与していると考えられています。

第3章 背が伸びるメカニズムを知ろう

　成長ホルモンは脳下垂体から分泌されると、肝臓や骨の局所に作用し、成長促進因子（IGF-I）を作らせます。子供の骨の両端には成長板という軟骨組織があり、IGF-Iはこの軟骨の細胞に作用して軟骨細胞を増殖させ骨が縦方向に伸びていきます。小児期は、こうした軟骨細胞の増殖が活発化して骨がどんどん伸びていくため、成長ホルモンが不足すると骨の成長が抑えられ身長の伸びが大変悪くなります。これが「成長ホルモン分泌不全性低身長症」といわれる病気です。

　反対に、成長ホルモンの分泌が多すぎると「巨人症」になります。さらに思春期を過ぎても成長ホルモンが過剰に分泌されると、背は伸びないものの、指先や足先、眉間、顎などの身体の先端が大きくなる「先端巨大症」になり

コラム① 成長ホルモンとIGF-I (Insulin-like growth factor-I)

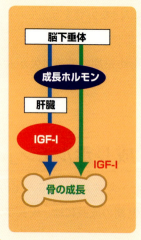

- 成長ホルモンは、肝臓や軟骨に働いて成長促進因子であるIGF-Iというホルモンを作らせます。IGF-Iは子供の骨にある成長板に作用して、軟骨の増殖を促し骨を伸ばします。
- IGF-Iは成長ホルモンによってつくられますが、成長ホルモンもIGF-Iがなければ骨を伸ばすことができません。
- このように成長ホルモンは、自らつくったIGF-Iの働きを介して子供の骨を伸ばし、背を高くしているのです。

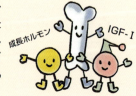

ます。

　なお、先に説明した通り、IGF-Iは成長ホルモンの分泌によって多くつくられたり少なくなったりしますが、栄養状態によっても影響を受けるため、食事の量が少なく必要な栄養が摂取できないと血液中のIGF-Iは少なくなります。

　このように、子供の成長には成長ホルモンの正常な分泌とIGF-I、栄養が非常に重要です。

■成長に不可欠な甲状腺ホルモン

　成長ホルモンと並んで小児の成長に欠かせない大切なホルモンが「甲状腺ホルモン」です。甲状腺ホルモンは体の成長だけでなく、脳の発育や成長、新陳代謝に不可欠なもので、先天的に欠乏すると知能の発達や成長を阻害します。

　甲状腺は、のどぼとけと呼ばれる喉頭軟骨の両側下半分にあり、ちょうど蝶々が羽根を広げたような形をしています。甲状腺ホルモンはここでつくられますが、その分泌は下垂体から分泌される甲状腺刺激ホルモンという別なホルモンによって支配されています。このため、この甲状腺刺激ホルモンが不足して甲状腺の機能が低下したり、甲状腺自体に問題があり甲状腺ホル

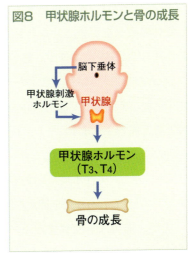

図8　甲状腺ホルモンと骨の成長

モンを分泌できない場合は成長障害が現れます。このように、甲状腺ホルモンには子供の背を伸ばす働きがありますが、同時に成長ホルモンの正常な分泌を促す働きがあります。このため、甲状腺ホルモンが不足すると成長ホルモンの分泌も低下することが少なくありません。

　かつて、成長ホルモン治療が行なわれていなかった時代には、背を伸ばす治療薬として甲状腺ホルモンがよく使われていました。現在でも、甲状腺機能低下症による低身長症の治療には、甲状腺ホルモンが使用されます。

■思春期のスパートは性ホルモンの働き

　思春期に入ると、男女ともぐんぐんと背が伸び始め、成長のスパートを迎えます。この思春期のスパートに深く関与しているのが性ホルモンです。

　性ホルモンは、成長ホルモンやIGF-Iを介し、あるいは直接軟骨を刺激して骨の成長を促進させますが、同時に骨の成熟を促して背の伸びを止める作用も併せ持っています。思春期の成長スパートも、この性ホルモンの働きに負うところが大きいわけですが、スパートの後半になると、女子では女性ホルモンが、また男子では男性ホルモンが体内で女性ホルモンに変化することで、骨を成熟させます。そして硬い大人の骨に変えることで、最終的には背の伸びを止めてしまいます。

　このように、女性ホルモンは近視眼的にみると身長を伸ばしますが、トータルで見ると、むしろ身長を抑える作用があると考えられます。

　実際、海外で、女性ホルモンをまったくつくることができない男性と、女性ホルモンをつくることができても、それを細胞内に伝えるシステムの異常のため

に女性ホルモンの作用を発揮できないタイプの男性が発見されました。この人たちは、思春期を過ぎてもさらに伸び続け、いずれも成人身長が2mを超えたということです。これはどのようなことを示しているのでしょうか。

彼らは骨成熟を起こす女性ホルモンがないため、成長期の身長はさほど高くありませんが、20歳を過ぎてもじわじわと身長が伸びていくために、かなりの高身長になったということです。

このことからも、女性ホルモンが思春期以後の背の伸びに深く関与していることがわかります。

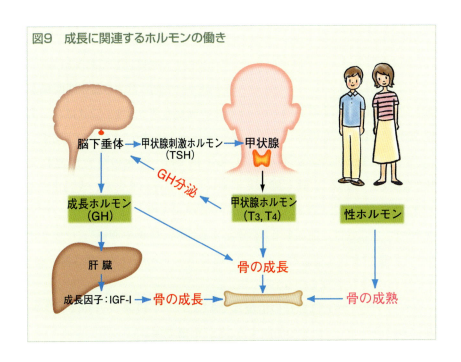

図9 成長に関連するホルモンの働き

■二次性徴と治療時期の関係

　右の図（図10）は、イギリスのタンナー博士が提唱した二次性徴の発達段階を表した模式図で、男女それぞれ小児期から成人に達する発達過程を5段階に分けて示しています。

　例えば陰毛に関していうと、男女とも1段階は小児の状態で、2段階では少し産毛があるが写真には写らないくらいのわずかな程度のもの、3段階では写真を撮ってもわかるくらい明らかなものになり、4段階では逆三角形の状態にまで発達し、5段階ではより範囲が広がってふともも（大腿部）にも発毛が見られます。

　年長の子供では低身長の受診の際、二次性徴の進み具合を確認することが欠かせません。それはなぜか、ここでもう一度確認しておきましょう。

　先に説明したように、二次性徴と骨の成熟との間には大きな相関関係があり、二次性徴の段階が高くなるほど骨の成熟も進みます。これは、二次性徴が進むほど、背の伸びる時間が短く限られてしまうことを意味します。

　一方、成長ホルモンが不足している子供では、性腺の発育が遅れ気味となるケースが多く、骨年齢も実年齢に比べて遅れますが、成長ホルモンの治療を続けると、遅れていた二次性徴が正常化し骨年齢が進む傾向があります。これは、性ホルモンを分泌する性腺（精巣や卵巣）には成長ホルモンの指令を伝える受容体があり、成長ホルモンがきちんと働き掛けることで性腺の発育が促されるからです。

　これらの理由から、低身長の治療はできるだけ早い段階、できれば1段階、遅くても2段階までに治療を開始することが重要です。

ただし、脳腫瘍など下垂体に器質的な障害がある子供の場合は、治療をしないと背の伸びが止まってしまうことが多いため、脳腫瘍の治療を終えて再発の可能性がないことを確認した後は、3段階・4段階であっても治療を行ないます。

図10　からだの成熟度表現(Tanner stage)[4]

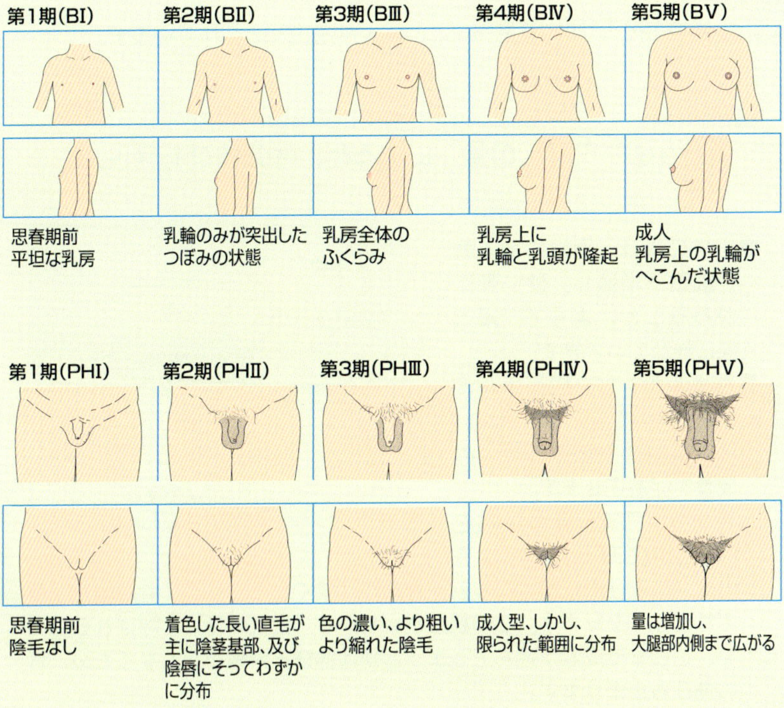

第1期(BI)	第2期(BII)	第3期(BIII)	第4期(BIV)	第5期(BV)
思春期前 平坦な乳房	乳輪のみが突出したつぼみの状態	乳房全体のふくらみ	乳房上に乳輪と乳頭が隆起	成人 乳房上の乳輪がへこんだ状態

第1期(PHI)	第2期(PHII)	第3期(PHIII)	第4期(PHIV)	第5期(PHV)
思春期前 陰毛なし	着色した長い直毛が主に陰茎基部、及び陰唇にそってわずかに分布	色の濃い、より粗いより縮れた陰毛	成人型、しかし、限られた範囲に分布	量は増加し、大腿部内側まで広がる

■おくての子と早熟な子

　低身長の中で最もよく見かける体質性低身長（いわゆるおくて）の子供の場合は、思春期が遅いため、他の子供が思春期のスパートを迎える時期には取り残されて身長は大きく差をつけられます。しかし通常は後からスパートが起こり、最終的にはおおむね正常範囲の身長となります。ここでどこまで挽回できるかは個人差がありますが、思春期に入った時の身長差がさほど開いていなければ、それだけ標準身長に達する可能性は高くなります。ただ、体質性低身長を早期に診断することは大変難しいとされています。

コラム② "大人の骨"になると、背の伸びもストップ

- 子供の骨は、両端にある軟骨細胞が増殖し、硬い骨にかわることによって、縦方向に伸びていきます。
- 性ホルモンは、成長ホルモンやIGF-Ⅰを介し、あるいは直接軟骨を刺激して骨の成長を促進させます。

しかし、同時に骨の成熟を促す作用も併せ持っているため、二次性徴が進むにつれて骨端線は狭くなり、やがて骨端線が閉じて見えなくなります。この状態がいわゆる"大人の骨"と呼ばれるもので、ここまで成熟が進んでしまうと骨は伸びる余地がなくなるため、背の伸びも止まります。

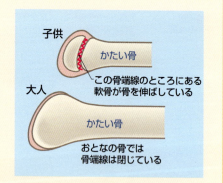

一方、性成熟が早く来る早熟な子供の場合は、他の子供より早い時期に思春期の成長スパートが始まります。従って、この時期は他の子供より身長の伸びがよくなりますが、その分骨の成熟も早く進んでしまい、背が十分伸び切らないうちに成人身長を迎えるケースが少なくありません。

　ただし、思春期に入ったときの身長がかなり高い場合には、成人身長が標準範囲にとどまることもあります。

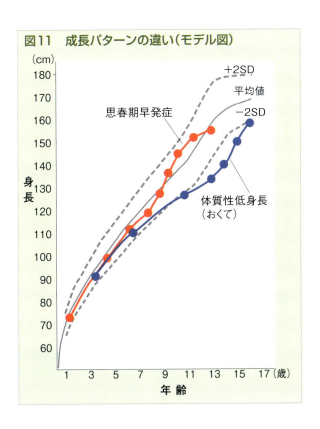

■成長におけるタンパク質(アミノ酸)の意義

　成長には、身体のさまざまな働きが関係してきますが、ホルモンが正常に働いている子供はもちろんのこと、成長ホルモンが不足している子供にとってタンパク質の補給は大変に重要なものであることを特筆しておきましょう。

　成長ホルモンは、直接あるいは間接的に骨の末端部の2カ所にある成長板に働いて背を伸ばします。ただし、成長ホルモンの作用だけでは十分な成長促進効果は見られません。それにはタンパク質が必要ですが、なかでも必須アミノ酸が大変重要です。

　もともと私達のからだの材料となるタンパク質は、20種類のアミノ酸がさまざまな順序や組み合わせによってできています。この中で9種類の「必須アミノ酸」は人間の体内では合成できないため、いずれも食品から摂取しなければいけません。魚や肉、大豆製品には必須アミノ酸が豊富に含まれていますが、その含量には偏りがあるので、すべての必須アミノ酸を効率よく摂取するためには、これらをまんべんなく摂ることが大切です。

　ちなみに、成長ホルモンの受容体の異常によって起こるラローン型低身長症(80ページ参照)の子供に、アミノ酸を点滴で大量に補給したところ、背が伸びたという報告があります。これはタンパク質(アミノ酸)が骨に直接作用して背を伸ばしたことを示しています。

　なお、多くの人はカルシウムが骨を伸ばすと考えているようですが、カルシウムには骨を丈夫にする働きはあっても、直接骨を伸ばす作用はありません。むしろカルシウムを大量に与えると、余ったカルシウムとともにマグネシウムも尿中に排泄されてしまい、成長に必要なマグネシウムが不足する心配があり

ます。もちろん不足は困りますが、カルシウム以外にも、亜鉛やマグネシウムなども子供の成長に必要なミネラルですから、こうしたミネラル類を含んだ食品もきちんと摂るようにしたいものです。

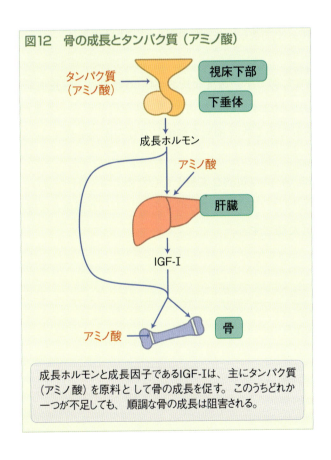

図12　骨の成長とタンパク質（アミノ酸）

成長ホルモンと成長因子であるIGF-Iは、主にタンパク質（アミノ酸）を原料として骨の成長を促す。このうちどれか一つが不足しても、順調な骨の成長は阻害される。

■成長に関与するその他の因子

　栄養はもちろん、睡眠や運動も、成長のためには大切な要素となります。

　昔から寝る子は育つと言われていますが、これは成長ホルモンの分泌パターンからいっても理に叶っており、一日の総分泌量の約70%が夜間に分泌されています。ですから、十分な睡眠をとることは成長にとっても重要な要素となります。

　また運動も大切です。適度な長さと強さの運動は、成長ホルモンの分泌を促す作用があります。特に縦方向に適度な負荷がかかる運動は有効で、骨の成長部分である軟骨細胞を刺激して骨の成長を促すこともわかっています。

　このように、子供の順調な成長を育むためには、毎日の暮らしの中でタンパク質を中心としたバランスのよい栄養をとり、十分な睡眠と適度な運動を心がけることが大切です。

第4章 成長ホルモンはどこで作られ、どのように作用するか？

成長ホルモンは脳下垂体でつくられ、血液で運ばれ肝臓や骨の末端部分でつくられるIGF-Iを介して骨を成長させます。
成長ホルモンがどのような仕組みで骨に作用し背を伸ばすのか、図表をもとに詳しく見ていきましょう。

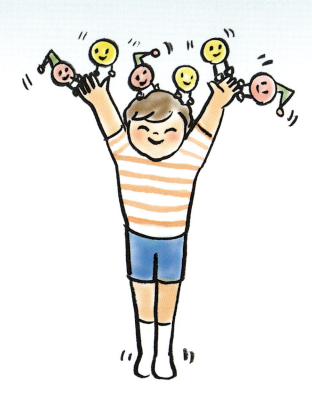

第4章 成長ホルモンはどこで作られ、どのように作用するか?

■脳下垂体と成長ホルモン

　子供の背を伸ばすためには、成長ホルモンと成長促進因子IGF-Iの働きが大変重要であることは理解していただけたと思います。

　では成長ホルモンはどこでつくられ、どのように分泌され、どんな作用をするのでしょうか。さらに踏み込んで説明したいと思います。

　図13は200～300年前のオスマントルコの時代の馬に乗った兵隊の細密画です。馬の鞍に注目してください。

　この鞍の形が、下垂体の入っている頭蓋骨の形にとてもよく似ているため（右側のレントゲン写真）、トルコ鞍（あん）と名づけられています。大きさは大人の小指の先ほどの小さなもので、ホルモンを分泌する「脳下垂体」を包んでいます。

　下垂体には前葉と後葉があり、前葉では成長ホルモンをはじめ、黄体刺

図13　オスマントルコ時代の馬の鞍（左）とトルコ鞍

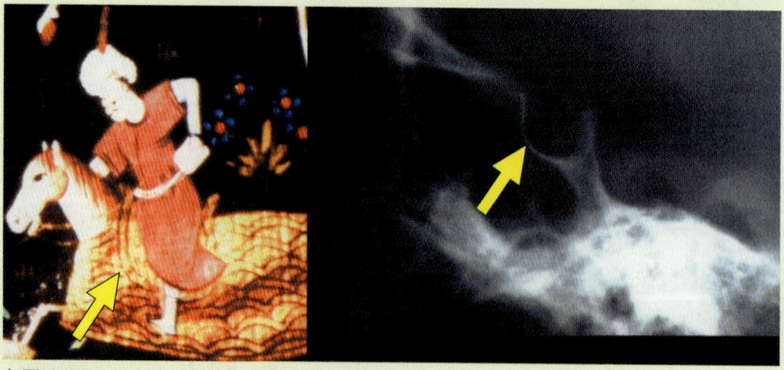

左図はオスマントルコの時代の馬の鞍、右図は正常小児のトルコ鞍のX線写真を示す。

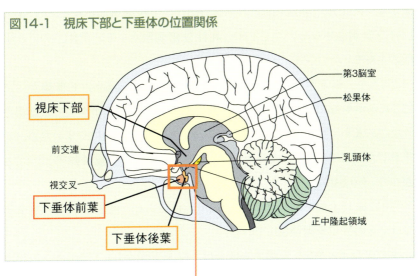

図14-1 視床下部と下垂体の位置関係

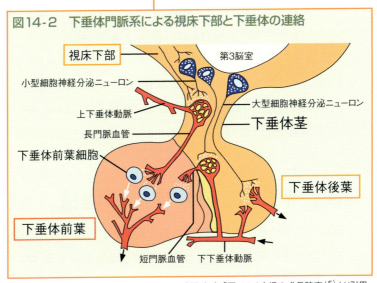

図14-2 下垂体門脈系による視床下部と下垂体の連絡

千原 和夫:「図でみる小児の成長障害」5)より引用

第4章 成長ホルモンはどこで作られ、どのように作用するか？

激ホルモン（LH）、卵胞刺激ホルモン（FSH）、甲状腺刺激ホルモン（TSH）、副腎皮質刺激ホルモン（ACTH）、乳汁分泌刺激ホルモン（PRL）の計6種類のホルモンがつくられています。

ところが、脳下垂体に腫瘍（ほとんどが良性）ができると、下垂体から分泌されるホルモンはPRLを除いて、先に列記した順序でホルモンが分泌されなくなります。特に成長ホルモンをつくる細胞は障害を受けやすいため、下垂体に障害が起きると、成長ホルモンの分泌が悪くなり、成長障害となることが少なくありません。

さらに成長ホルモンは、脳下垂体より上位にある「視床下部」の指令を受けてその分泌を調節されています。

まず成長ホルモンを分泌する場合は、視床下部から成長ホルモン放出ホルモン（GHRH）が分泌されて、成長ホルモンの放出を促します。逆に成長ホルモンの分泌を抑制する場合には、視床下部から成長ホルモン放出抑制ホルモン（ソマトスタチン：SS）が分泌されます。そして、これらのホルモンが視床下部と下垂体とをつなぐ血管（下垂体門脈）の中に放出された後、下垂体の細胞に到達し、それぞれの指令が伝えられます。このため、視床下部に何らかの異常がある場合も、成長ホルモンの分泌障害が起こります。

■成長ホルモンの分泌調節機構

今説明した成長ホルモンの指令系統を模式的に示したのが図15です。

上方に位置する視床下部が、ホルモンの分泌を司令する"コントロールセンター"で、ここから下垂体からの成長ホルモンの分泌を促す成長ホルモン

放出ホルモン(Growth Hormone Releasing Hormone：GHRH)と、成長ホルモン分泌を抑制するソマトスタチン(Somatostatin：SS)が分泌され、その相互作用によって成長ホルモンの分泌が常に一定になるように調節されています。

血中内に放出された成長ホルモンは、主に肝臓に作用して、成長促進因子(Insulin-like growth factor：IGF-I)という背を伸ばすホルモンをつくらせます。

反対に、成長ホルモンと成長促進因子が過剰に分泌されると、視床下部からの成長ホルモン放出ホルモンの分泌抑制と、ソマトスタチンの分泌促進が起こり、下垂体からの成長ホルモンの分泌が抑制されます。また、成長促進因子IGF-Iは下垂体に直接作用して、成長ホルモンの分泌を抑制する働きもあります。

こうした恒常性を保つ機構を"フィードバック機構"といいますが、成長ホルモンもこのフィードバック機構により、その血中濃度が常に一定になるように調節されているのです。

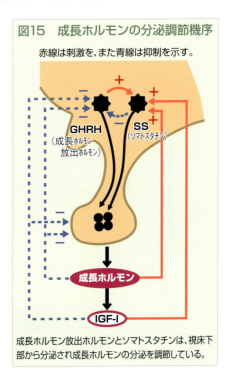

図15　成長ホルモンの分泌調節機序
赤線は刺激を、また青線は抑制を示す。

成長ホルモン放出ホルモンとソマトスタチンは、視床下部から分泌され成長ホルモンの分泌を調節している。

第4章 成長ホルモンはどこで作られ、どのように作用するか?

■成長ホルモンはどのように作用するか

　それでは、成長ホルモンはどのように作用を発揮するのでしょうか。
　成長ホルモンは、骨や肝臓の細胞に結合して受け容れられることで作用を発揮しますが、これらの細胞表面には成長ホルモンを受け取る受容体があり、受け取った情報を細胞内に伝達します。成長ホルモンの情報が細胞内に伝達されると、成長促進因子IGF-Iがつくられます。そしてIGF-Iが骨の細胞にある受容体に結合することで軟骨細胞の分化と成熟が起こり、骨の成長が促されます。

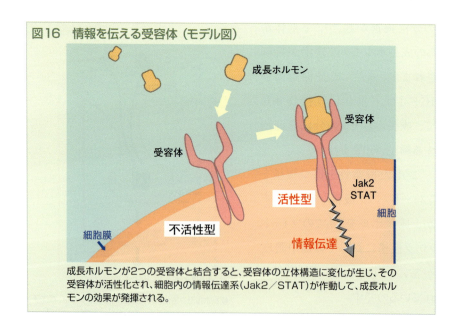

図16　情報を伝える受容体（モデル図）

成長ホルモンが2つの受容体と結合すると、受容体の立体構造に変化が生じ、その受容体が活性化され、細胞内の情報伝達系（Jak2／STAT）が作動して、成長ホルモンの効果が発揮される。

ではここで、成長ホルモンの情報を伝える受容体について触れておきましょう。

　成長ホルモンの受容体は2つの対をなしていて、成長ホルモンがこれらの受容体に結合すると受容体に内方への回転と構造の変化がおこり（図16）、受容体が活性化し、Jak2やSTATのリン酸化を介して次々と情報が伝えられて成長ホルモンの効果が現れるのですが、受容体に異常があると情報がきちんと伝達されません。こうなると成長ホルモンの効果は発揮できなくなってしまいます。

　もう一つ興味深い話があります。

　成長ホルモンの受容体は細胞の中から細胞膜を貫き、細胞外へと直線状に伸びています。この細胞の外に伸びた部分はやがてカットされますが、このカットされた部分が「成長ホルモン結合タンパク（GH Binding Protein：GHBP）」と呼ばれるものとなります。

　成長ホルモン結合タンパクはその名が示す通り、血液中を流れながら血中内の余分な成長ホルモンと結合して、成長ホルモンがすぐに壊れないようにガードする働きがあります。いわば成長ホルモンの"ボディーガード"といった役どころでしょうか。

　同様に、成長促進因子IGF-Iにも、その安定性を図るための「成長促進因子結合タンパク」が血中内に存在しています。

　IGF-Iの場合、それが壊れて半分になる時間（半減期）は普通16分程度と短いのですが、IGF-Iがその結合タンパク（主としてIGFBP-3）およびALS（Acid Labile Subunit）というタンパクと結合し三量体を形成すると、半減期が16時間にまで伸びて安定したものとなります（図17、18）。

第4章 成長ホルモンはどこで作られ、どのように作用するか？

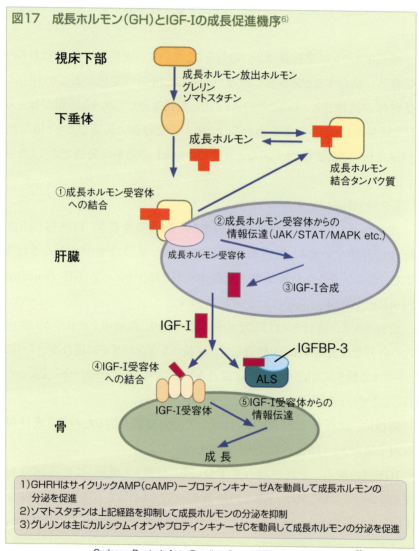

Carlsson B, et al: Acta Paediatr Scand 379 (Suppl): 70, 1991.[6]より引用改変

このように人間の身体には、ホルモンがすぐに壊されることなく長時間血液中に留まり、持続的に作用できるような合理的なメカニズムがあります。

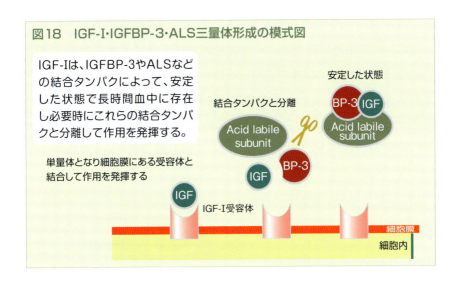

■成長ホルモンの骨の成長板への作用

　すでに述べたように、成長ホルモンは子供の骨の成長板という軟骨組織に作用して骨を成長させます。

　成長板を拡大したのが次ページの図19です。

　上方の骨の末端部には軟骨の未熟な細胞があり、成長ホルモンが作用すると、この細胞の中に成長促進因子の遺伝子が現れ、次に分化する細胞からは成長ホルモンの作用なしに成長促進因子がつくられるようになります。

第4章　成長ホルモンはどこで作られ、どのように作用するか?

　生みだされた成長促進因子は、さらに自らを刺激し（autocrine）、あるいは隣の細胞を刺激しながら（paracrine）、次々に新たな骨の細胞を作り出します（図19）。こうした一連の反応を絶えず繰り返すことで、骨は徐々に長さを増し縦方向に伸び、それが背の伸びとなって現れるのです。

　なお、軟骨細胞に作用する成長促進因子IGF-Ⅰは成長ホルモンの働きによって初めてつくられますが、逆に成長ホルモンもIGF-Ⅰを介さなければ、骨の成長促進作用という本来の役割を発揮できません。このため、成長ホルモンの受容体に異常があるラローン型低身長症では、成長ホルモンが正常に分泌されていても、IGF-Ⅰが産生されず成長障害が起こります。

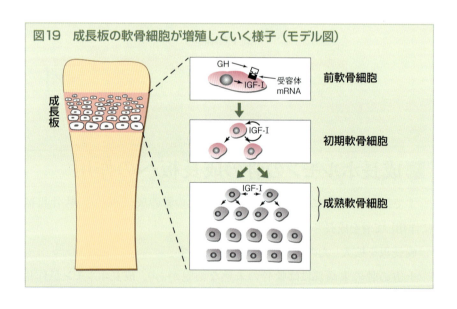

図19　成長板の軟骨細胞が増殖していく様子（モデル図）

■成長ホルモンの生理作用

　成長ホルモンは、骨の成長以外にもさまざまな生理作用をもっています。

　たとえば骨密度を増やし骨を丈夫にする作用や、脂肪を減らす作用、筋肉をつくる作用（タンパク合成）、肝臓に働いて血糖量を増やす作用（糖新生）など、代謝にかかわる重要な働きのほか、免疫力の亢進、認知機能（注意力、記銘力）を改善する作用もあることが知られています（図20）。

　一般に、成長ホルモンは小児期に限らず一生涯分泌されていますが、その分泌量は加齢に伴い10年間で約14％も減少すると言われています。

　年をとるにつれて中年太りという現象が起こりますが、こうした変化も、成長ホルモンの減少が少なからず影響を与えていると推測されています。実際、脳下垂体の障害で成長ホルモンの分泌が非常に低下している人では、皮下脂肪や内臓脂肪が増えるとの指摘があります。特に内臓脂肪の増加は、毛細血管に溶け出して動脈硬化を引き起こす原因となるだけに、成人で成長ホルモンが不足している人では十分注意しなければいけません。

　また、成人の成長ホルモン欠損症の患者さんでは、心臓病での死亡率が通常の2倍に増えるといった報告もあります。

　この他にも、皮下出血を見やすい、疲れやすい、気力が乏しくなる、積極性がなくなる、風邪を引きやすく、病気やケガが治りにくくなるといった症状が現れやすいとも言われています。さらに成長ホルモンの分泌が著しく低下すると、脳波上、脳の活動が低下してきますが、成長ホルモン治療でこれが直ちに正常化することが知られています。

　このように成長ホルモンは、背の伸びばかりでなく健康なからだを維持す

第4章　成長ホルモンはどこで作られ、どのように作用するか？

るうえで欠かせない作用があるだけに、小児はもとより成人期においても、分泌不全の程度が重い場合は、その不足分を適切に補うことが求められます。幸い、我が国でも成人に対する成長ホルモンの治療が2006年より認められるようになり、こういった人達のQOLが明らかに改善しています。

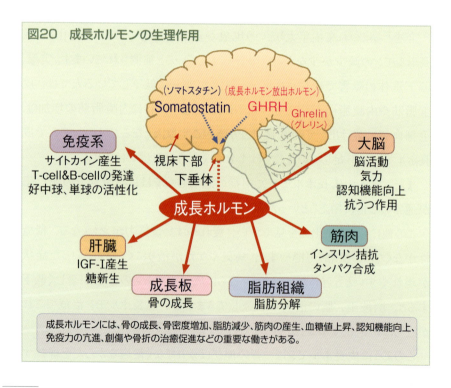

図20　成長ホルモンの生理作用

第5章 低身長の原因

子供の健康状態をみていくうえで、背の伸びは重要なバロメーターとなります。低身長の多くは病的な原因によるものではありませんが、低身長のかげに重大な病気が隠れている場合もあります。どのような場合に低身長の治療が必要となるか、主な原因と特徴について説明します。

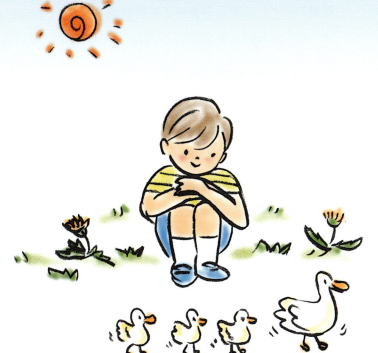

■低身長の原因

　低身長症の原因にはさまざまなものがあります（表2）。中でも成長ホルモンの分泌が不足する「成長ホルモン分泌不全性低身長症」は、低身長症の代表的な疾患として知られています。このため、低身長の原因としてかなり多いと思われているようですが、実際には全低身長児の10％前後と、割合としてはそれほど多くはありません。

　低身長児の中で大多数を占めているのは「特発性」の低身長です。特発性というのは、病的な原因が見当たらないのに背が低い場合をいいます。たとえば、思春期が遅い"おくて"の子どもに代表される「体質性低身長症」や、両親のいずれかが背が低い「家族性低身長症」、また成長ホルモンの分泌や親の身長が正常で特別な原因が見当たらない「原発性低身長症」も、

表2　低身長症の主な原因

1. 内分泌系の異常
- ●成長ホルモン分泌不全性低身長症
　特発性・器質性・遺伝子異常 など
- ●その他の内分泌疾患
　甲状腺機能低下症・思春期早発症、
　クッシング症候群、偽性副甲状腺機能低下症 など

2. 染色体起因疾患
ターナー症候群、ヌーナン症候群、
プラダー・ウィリ症候群、Down症候群、
SHOX異常症、Silver-Russell症候群 など

3. 骨系統の疾患
軟骨無形成症・軟骨低形成症、軟骨毛髪低形成症、
骨形成不全症、低リン血性くる病 など

4. 主要臓器の慢性疾患
心疾患・肝疾患・慢性腎不全・炎症性腸疾患 など

5. 代謝性疾患
糖尿病、ムコ多糖症、アミノ酸代謝異常症、
腎尿細管性アシドーシス など

6. 子宮内発育不全
子宮内発育不全（IUGR）児
低出生体重（SGA）児 など

7. 社会・精神的要因によるもの
愛情遮断性低身長症

8. 特発性（病的な原因がみあたらないもの）
- ●体質性低身長
- ●家族性低身長
- ●原発性低身長

特発性低身長の範囲に入ります。

　これに対して、病的な原因によって起こるものとしては、ホルモンの分泌に関係した内分泌系の異常や、染色体や遺伝子の異常によるもの、骨の病気によるもの、主要臓器の病気によるものなどがありますが、ごく稀なケースまで含めると200以上もあるといわれています。

　低身長を来たす主な疾患とその症例を見ていきましょう。

■成長ホルモン分泌不全性低身長症

　成長ホルモン分泌不全性低身長症とは、下垂体から分泌される成長ホルモンの分泌が悪くなることで背が伸びなくなる病気です。

　成長ホルモンの分泌不全の程度は、ほとんど分泌されない重症例から、ある程度は分泌されている軽症例まで個人差がありますが、重症例では特に身長の伸びが悪く、そのまま放置すると、男子では138cm前後、女子で126cm前後で止まってしまいます。

　成長ホルモン分泌不全性低身長症は、「特発性」と「器質性」「遺伝子異常」の3つに大別することができます。このなかで、「特発性」が最も多く8割以上を占めています。以前は骨盤位分娩（逆子）や仮死など、分娩のトラブルが原因と考えられるケースも特発性に含まれていましたが、現在は器質性に分類されています。これには、以下のような事情があります。

　昭和50年代では、低身長児の約60%が逆子で生まれてきました。特に第一子で逆子で生まれた場合は産道が狭いため、足から無理に引っ張り出すことが多かったのですが、このような場合では、脳と脳下垂体とをつなぐ茎

第5章　低身長の原因

（下垂体茎）が引っ張られ、茎が切れたり細くなって下垂体が萎縮してしまうことが、MRIによる画像診断の進歩によって明らかとなったのです。

次ページの下段に示した図23のMRI画像を見てください。左右とも、分娩時のトラブルで下垂体の茎が切れたり細くなり、下垂体自体も萎縮して小さくなっていることが確認

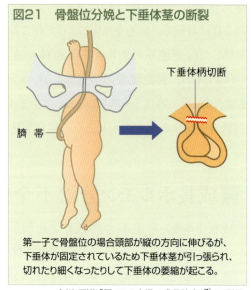

図21　骨盤位分娩と下垂体茎の断裂

第一子で骨盤位の場合頭部が縦の方向に伸びるが、下垂体が固定されているため下垂体茎が引っ張られ、切れたり細くなったりして下垂体の萎縮が起こる。

小川 正道：「図でみる小児の成長障害」[7]より引用

できます。また左の骨盤位分娩による症例では、下垂体の先端が切れて丸くなり白く輝いていますが、これは本来下垂体後葉にみられる信号で、尿の量を調節する抗利尿ホルモンの存在を示しています（図22、23）。

このように、逆子や仮死分娩など出産時のトラブルによって下垂体が障害された場合は、成長ホルモンだけでなく下垂体から分泌される他のホルモンの分泌が悪くなることが少なくありません。特に重症例では6種類の下垂体ホルモンがすべて欠損するケースもあります（これを汎下垂体機能低下症といいます）。こうした分娩時の異常に伴う下垂体の障害は、以前は頻繁に起こっていましたが、現在では帝王切開を行なうことが一般的となったため、成長ホルモン分泌不全性低身長症全体の5～6%と著しく減少しています。

図22 正常児の下垂体MRI画像

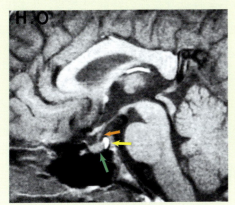

正常な下垂体茎(⬅)と下垂体前葉(⬅)、および下垂体後葉(⬅)がみられる。下垂体後葉には抗利尿ホルモン(バソプレシン)が貯まっており、これがMRIで白く輝いてみえる。

図23 骨盤位と仮死分娩による成長ホルモン分泌不全性低身長症のMRI画像

骨盤位分娩

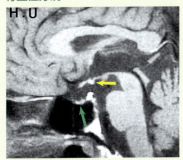

下垂体茎が切れると、バソプレシンが断端に貯まり、その部分が白く輝いている(⬅)。これを異所性後葉という。下垂体は萎縮している(⬅)。

仮死分娩

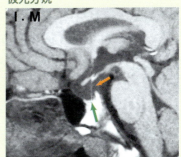

下垂体茎は細くなり(⬅)、下垂体は萎縮している(⬅)。

第5章 低身長の原因

●成長ホルモン分泌不全性低身長症の特徴

　特発性の成長ホルモン分泌不全性低身長症の特徴としては、生まれた時には身長、体重ともに正常範囲にありますが、3歳頃から目立って標準曲線から離れ、年齢が経つほどその差が開くのが一般的です。また、身体的な特徴としては　1.身長は非常に低いがプロポーションは保たれている　2.年齢のわりに声が高い　3.二次性徴が遅く睾丸や卵巣の発達が遅れている　4.顔は幼児様である、などがあげられます（図24）。

●器質的な原因による成長ホルモン分泌不全性低身長症

　脳腫瘍や頭部の外傷など、主に後天的な原因で下垂体付近にダメージが加わり、成長ホルモンの分泌が悪くなることがあります。これを「器質性」といいますが、その多くは脳腫瘍が原因となっています。

　こうした症例では、それまで順調だった背の伸びが、ある時期から急に悪くなることが特徴です。

　数年前、高校1年生になる男子が低身長の検査のため当クリニックに紹介されてきました。成長曲線をみると10歳頃から徐々に標準身長から離れ、来院時は標準の−4.1SDとかなり低いことがわかりました。また骨年齢も12歳と若く、二次性徴も大変遅れていました。さらに目の検査では視野狭窄が確認されたため脳のMRIを撮ったところ、果たして脳下垂体に大きな腫瘍が見つかりました（100ページ・図45参照）。

　一般に脳下垂体の腫瘍は90％以上が良性です。しかしそのまま放置すると背の伸びが著しく低下するばかりでなく他の下垂体ホルモンが障害されたり失明などの危険も伴う場合があるため、迅速な治療が求められます。

図24 成長ホルモン分泌不全性低身長症の身体的特徴

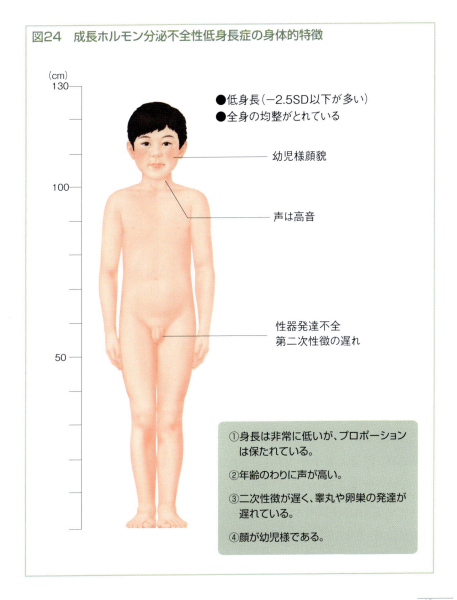

● 低身長（−2.5SD以下が多い）
● 全身の均整がとれている

幼児様顔貌

声は高音

性器発達不全
第二次性徴の遅れ

①身長は非常に低いが、プロポーションは保たれている。
②年齢のわりに声が高い。
③二次性徴が遅く、睾丸や卵巣の発達が遅れている。
④顔が幼児様である。

第5章 低身長の原因

●遺伝子異常による成長ホルモン欠損症

　成長ホルモン分泌不全性低身長症のなかには、非常に稀ですが、遺伝子異常によって成長ホルモン欠損となる症例もあります。

　こういった症例を見つけるのは非常に難しいと思われがちですが、私個人の意見では現在の成長ホルモンの測定感度は非常に良好ですし、たとえ脳腫瘍によって下垂体が障害されても、通常であれば成長ホルモンはごく微量ながらも分泌されているはずです。もし測定不能くらい基礎値が低いうえに、強力な成長ホルモン負荷試験を行なっても反応がまったく見られず身長も−4SD以下と著しく低い例では、GH-1遺伝子や成長ホルモンの分泌に関係した何らかの遺伝子（PIT-1、PROP-1、HESX-1、LHX3,4、GHRH受容体など）の異常があると考えてもよいのではないかと思います。なお、血中の成長ホルモン値が高いにもかかわらず、IGF-Ⅰ値がとても低くかつ、身長が著しく低い場合は、GH分子の異常（生物学的に不活性なGH）や、IGF-Ⅰ遺伝子の異常、ないしはIGF-Ⅰ産生に関係した転写因子（STAT5など）、さらにはIGF-Ⅰの安定化をもたらす因子（ALSなど／51ページ・図18参照）の遺伝子の異常が考えられます。一方、血中GH、IGF-Ⅰ共に高値を示すIGF-Ⅰ受容体遺伝子の異常による成長障害例も発見されています。今後、多くの成長に関連した遺伝子の異常が発見されるものと予想されます。

　ある時、12歳の男子が来院しました。この子供は4歳4カ月の時に身長が68cmで、標準身長103cmに対して−8.0SDという著明な低身長症でした。額はやや突出しているものの、プロポーションは保たれており、知能面でも特に問題はありませんでした。−8.0SDという極端な低身長であることを考慮し、最近の遺伝子工学的手法によってその子供の遺伝子を解析したところ、成

長ホルモンの遺伝子に異常があることが判明しました。

●近親結婚による遺伝子異常の影響

　この子供の遺伝子の異常がどこから来ているか、姉妹と両親の遺伝子も調べました。通常、遺伝子は2本の鎖でできており、母親と父親からそれぞれ1本ずつを受け継いでいますが、本症例では、姉と妹、両親は遺伝子の鎖の2本のうち一方の遺伝子だけが欠損しているのに対し、患者本人は2本とも欠損していることが判明しました（図25）。さらに両親に家系のことをたずねたところ、2人の祖母たちが姉妹であることがわかりました（図26）。おそらくこの祖母の親に成長ホルモン遺伝子の欠損があって、それが両方の祖母

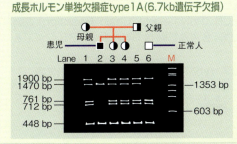

図25　遺伝子欠損患児と家族の成長ホルモン遺伝子領域の電気泳動像

成長ホルモン単独欠損症type1A（6.7kb遺伝子欠損）

正常人（Lane6）では4本のバンドが見られるが、患児（Lane2）では正常のバンド（448bp）と異常なバンド（1470bp）の2本だけが見られる。一方、両親（Lane1,5）と姉妹（Lane3,4）では4本の正常なバンドの他に異常なバンド（1470bp）も見られる。このことから、患児では対立遺伝子の両方が欠損し、家族では一方のみが欠損し、他方は正常であることがわかる。

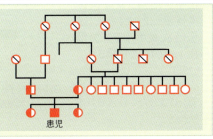

図26　遺伝子欠損患児の家系図

患児の父方と母方の祖母が姉妹であることから、成長ホルモンの遺伝子異常はこの姉妹の両親（一方または双方）に由来していると考えられる。

第5章 低身長の原因

を通して患者の両親に伝わり、たまたまこの子供に異常な遺伝子が2つもたらされたものと考えられます。

　近親結婚の場合、遺伝子に異常が起こりやすいためいろいろな病気が起こることが知られていますが、著しい低身長児の場合もこうした近親結婚による遺伝の可能性を考えておく必要があります。

コラム③　成長ホルモン単独欠損症 type1A

成長ホルモンの遺伝子はGH-1遺伝子と呼ばれ17番の染色体の長腕にあります。その遺伝子の上流と下流にそれぞれ酵素（制限酵素）によって切断される遺伝子構造があります。制限酵素はBglⅡとHaeⅡ、SmaⅠですので、GH-1遺伝子の上流、下流の構造はこれらの酵素でそれぞれ3つに切断されます（図27）。

この患児では、GH-1遺伝子を囲む上流の中央部分から下流の中央部分までの計6.7キロ塩基が欠損していました。

欠損していない部分の遺伝子をPCR（Polymerase Chain Reaction）という方法で増幅させると、切断面BとS$_2$を含んだ融合DNA断面（BS$_2$）ができます。この方法でBS$_2$ができた場合、GH-1の他、HとS$_1$部分を含んだ6.7kbの大きさの遺伝子が欠落していることになります。このようなGH-1遺伝子欠損例は常染色体劣性遺伝形式をとり、遺伝性成長ホルモン欠損症type1Aと分類されています。

このケースでは成長ホルモンはまったく分泌されません。

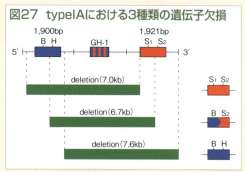

図27　type1Aにおける3種類の遺伝子欠損

GH-1遺伝子5'側より順に、7.0/6.7/7.6kbの欠損が同定される【制限酵素：B(BglⅡ)、H(HaeⅡ)、S(SmaⅠ)】。

上條 隆司,他：「ヒト成長ホルモン」8)より引用

■ターナー症候群

　ターナー症候群は、性染色体の異常によって起こる、女性特有の低身長症です。

　人の細胞には同じ染色体が2対ずつ23対（計46本）あり、23番目が性を決定する性染色体です。普通、男子にはXとY染色体が1本ずつあり、女子にはX染色体が2本あります（46,XX）。

　しかし、典型的なターナー症候群では、2本あるはずのX染色体の1本が欠失しています（45,X）（図29）。またX染色体の短腕部分が一部欠けていたり［46,X,del（Xp）など］、異常な染色体が混ざり合ったり［45,X/46,X,del（Xp）］、異常な染色体と正常な染色体が混合している［45,X/46,XXなど］、といったモザイクを示す場合もあります。

　ターナー症候群の症状で最も一般的なのが低身長ですが、低身長以外にも、体の見える所（外表）に特徴的な症状が見られます（図28、表3）。

　例えば、口の中の上側にある口蓋の位置が高くなっている（高口蓋）、髪の生え際が低い（後頭被髪部の低位）、首が短かったり（短頸）、前から見ると翼の様に広がっている（翼状頸）、肘が外側に反っている（外反肘）、左右の乳頭が離れている（乳頭離開）、楯のように胸が厚い（楯状胸）、二次性徴の遅延、などさまざまです（表3）。ただし、先に示したモザイクの中には、こうした外見的な特徴が目立たない子供もいます。

　その他、ターナー症候群では出生時には頸部や手・足のリンパ浮腫が見られ、小児期には中耳炎を併発しやすく、成人期には難聴や甲状腺機能低下症、糖尿病、高血圧、高脂血症、肝機能障害も合併しやすい傾向があ

第5章 低身長の原因

図28 ターナー症候群の身体的特徴

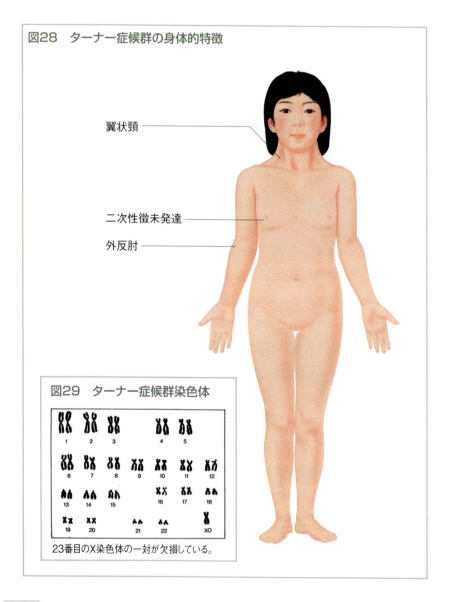

翼状頸

二次性徴未発達

外反肘

図29 ターナー症候群染色体

23番目のX染色体の一対が欠損している。

りますが、適切な治療とケアを続けていれば普通の人と同じように通常の生活ができますし、知能面でも問題はありません。むしろ、まじめな性格の子供が多いので、勉強に集中し学力も高くなる傾向にあり、会社に勤務しても評価が高いといわれています。またデンマークにおける検討では、ターナー症候群の平均寿命は約70歳と、一般とあまり変わらないことが報告されています。

　ターナー症候群では、乳幼児期から背の伸びが極端に悪く、またリンパ浮腫によって手や足の甲にむくみが見られることが多いため、専門医が診察すれば1歳児でもほぼ見分けることができるのですが、両親は見落とすことが多く、養護の先生に低身長を指摘されてからはじめて来院するケースが少なくありません。ただし、ターナー症候群であることを最終的に診断するには、血液検査による染色体検査が必要となります。

●二次性徴をもたらす女性ホルモン治療

　ターナー症候群の患者では、一般に卵巣の発育が極めて悪く萎縮しているために、正常に女性ホルモンや卵子をつくることができません。このためターナー症候群の女子では、女性ホルモンの治療によって二次性徴を起こす必要があります。女性ホルモンの治療は飲み薬や貼付剤などで行ないますが、女性ホルモンを用いると次第に女性らしい体つきになりますし、定期的に月経様の性器出血を起こすことも可能です。しかし、女性ホルモンの治療には背の伸びを止める働きがあるので、女性ホルモン治療は身長と本人の年齢を考え、また本人の希望などを考慮しながら慎重に判断することが必要です。そのためにも、ターナー症候群では思春期年齢までに十分身長を伸ばしておくことが望まれます。

第5章 低身長の原因

　なお、ターナー症候群の女性は卵巣の働きが悪いため、自然に妊娠することは非常にむずかしいのですが、私はまず母親にこうした体質があることを話し、本人の自覚がしっかり持てる年齢になるのを待って母親から伝えてもらうことにしています。保護者もショックを受けますができるだけ悲観した態度は見せないで、これも一つの個性であるというように前向きに受け止めていただくことをお願いしています。

表3　ターナー症候群の症状

部位	徴候	頻度(%)
全身	低身長	100.0
頭部 顔面 頸部	短頸	40.0
	翼状頸	27.0
	後頭部毛髪ライン低位	42.0
	眼瞼下垂	11.0
	小顎症	60.0
	高口蓋	36.0
	難聴	70.0
	中耳疾患	83.0
	斜視	17.5
胸部	楯状胸	26.0
	乳頭離開	—
四肢、躯幹	外反肘	47.0
	外反膝	35.0
	側わん症	12.5
	第4中手骨短縮	37.0
	Madelung変形	7.7
皮膚、爪	手背、足背の浮腫	25.0
	爪の低形成	13.0
	多発性色素性母斑	26.0

Lippe BM: Turner Syndrome.[9] より一部改変

■軟骨無形成症（軟骨低形成症）

　低身長の中には、先天的な軟骨の疾患による成長障害もあります。

　軟骨無形成症は、常染色体優性遺伝により軟骨の成長に関連のある遺伝子の異常（FGFR-3の点突然変異、主にGly380Arg）によって起こります。この遺伝子に異常があると、長管骨（手や足の長い骨）の骨端にある軟骨細胞の増殖が阻害されるため、手足が極端に太く短くなります。

　この病気は、親から子へ遺伝し、父親もしくは母親がこの病気の場合は50％の確率で同じ病気の子供が生まれるとされていますが、実際には、軟骨無形成症児の大半は、正常な両親から生まれています。なお、「軟骨低形成症」は、臨床的に軟骨無形成症の軽症型とみなされ、主にFGFR-3遺伝子の点突然変異（Asn 540LysやIle538Valなど）が原因とされています。

　今までは両者を総称して「軟骨異栄養症」という病名が使われていましたが、現在では両者には遺伝的異質性があるとされています。

●軟骨無形成症の特徴

　次ページの図30は軟骨無形成症の子供の全身像と骨の写真です。

　額が大きめで、前方に突出し、背が低く、上肢・下肢が短く、O脚で、四肢が胴体や頭に比べて短いといった特徴を持っています。また、手を広げると三尖手といって手が親指と人さし指、中指、薬指と小指、というように3つの部分に分かれているように見えます。

　X線写真では骨にも特徴的な所見が見られます。臀部が後ろに突き出ているため、一見してプロポーションが保たれていないことがわかります。また

第5章 低身長の原因

骨の発育障害の影響で、大後頭孔の狭窄による延髄圧迫と水頭症が起こりやすく、これらの合併症の影響から脳室の拡大と夜間無呼吸、呼吸障害などが起こることも知られています。

軟骨無形成症の子供は知能も正常で、元来性格の明るい子供が多く、クラスでも人気者となっていることが少なくありません。ただ、治療せずに放置すると非常に低い身長で終わってしまいます。

図31は軟骨無形成症の男子・女子の成長曲線です。

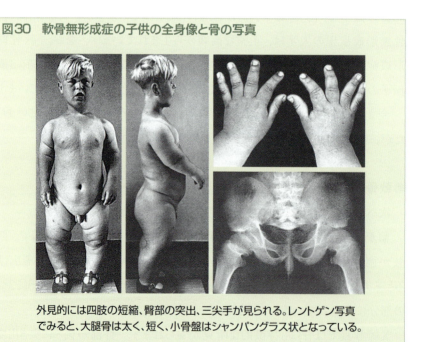

図30 軟骨無形成症の子供の全身像と骨の写真

外見的には四肢の短縮、臀部の突出、三尖手が見られる。レントゲン写真でみると、大腿骨は太く、短く、小骨盤はシャンパングラス状となっている。

写真:Wiedemann H-R and Kunze J: Achondroplasia, In: Clinical Syndromes, 3rd ed, p269, Times Mirror International Publishers Limited, London, 1997.[10] より引用

グレーの線が普通の男子の標準成長曲線ですが、軟骨無形成症の子供の場合、青色で示した標準の子供の−3SDよりさらに下回っています。
　−3SDというとかなりの低身長ですが、軟骨無形成症の子供はそれよりもさらに低く、治療をしないと最終身長が男児で130cmくらい、また女子では125cmくらいで終わってしまいます。
　また身長だけでなく脊柱管の狭窄がある場合、神経が圧迫されて手足の麻痺が起こる心配もあるので、専門医と十分に相談を重ね、適切な治療を受けることが大切です。

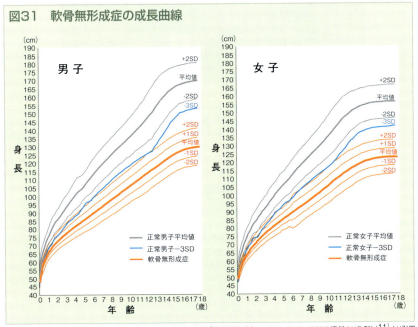

図31　軟骨無形成症の成長曲線

立花克彦他,全国調査に基づいた軟骨無形成症患児の身長の検討.「小児科診療(60:1363-1369,1997の資料より作成)」[11]より引用

第5章 低身長の原因

図32 「女官たち(ラス・メニナス)」／ベラスケス

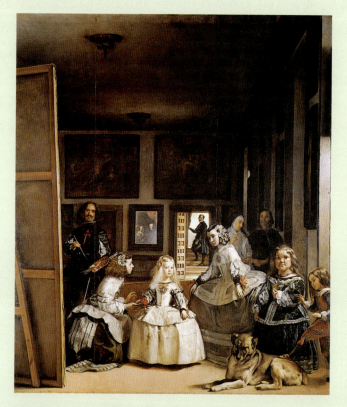

　上の図32は、スペインの画家ベラスケスの"女官たち"(ラス・メニナス)という絵です。中央の女の子がマルガリータ王女で、左側の奥にいるのがベラスケス本人です。彼が国王と王妃を描いている部屋へマルガリータ王女が侍女と犬を連れて入ってきたところを描いたものです。
　右端に描かれた低身長の二人のうち、右方は成長ホルモン分泌不全性低身長症の男性、左方は軟骨低形成症の女性と思われます。このように昔の名画の中には偶然に病気の人が描かれていることがあります。

■思春期早発症

　低身長児の中には、小学校までは背がよく伸びたのに、それ以降はほとんど伸びずに最終的に低身長となってしまったというケースがあります。

　私が大学病院に勤務していたころ、以前は背が高かったのに、最近まったく伸びないという12歳の女子が受診しました。身長は134cmと明らかな低身長でした。

　一般に、女子は10歳前から胸がふくらみ、そのあと陰毛が発生しますが、彼女の場合はすでに8歳で初潮をみていました。顔にはニキビもあり、乳房やその他の二次性徴の発育も良好でした。また骨年齢は18歳で暦年齢よりも6歳も進んでおり、もう成長が期待できない状態になっていました。

　このように、思春期が普通の子供より著しく早く訪れる病気を思春期早発症といいます。

　この病気は、頻度としてはさほど高くありませんが、男子よりも女子に多く見られるのが特徴です。また、女子では原因がはっきりしていないケースが多いのに対し、男子では脳の視床下部に腫瘍が出来て、これが思春期早発症の原因となることが多いとされています。

　次ページの写真（図33）は、双子のうち一人は正常で、もう一人が思春期早発症という珍しいケースです。

　向かって左側の子供が中枢性思春期早発症です。正常児である右側の同年齢の兄弟に比べ、外陰部の発育がよく成長も早いことが一見して分かりますが、最終的には左側の子供の方が低身長になります。この子供の場合は、視床下部に過誤腫という神経の腫瘍が確認されています。

もちろん、男子に限らず女子の場合も視床下部腫瘍を伴うことがあるので、中枢性思春期早発症の子供には、時々脳のMRIを撮ってチェックすることが必要です。

次ページの図（図34）は、私たちが最近経験した8歳の中枢性思春期早発症の女子の成長曲線です。

この女子の場合、骨年齢は12歳と明らかに進んでいて、成長曲線をみると、これまで正常範囲にあった身長が8歳でぐーんと伸びて＋2SDを越えていました。この成長パターンが要注意シグナルなのです。

身体の発育が早い早熟な子供は、えてして頭の発育や運動能力も良好なことが多く、両親もこれを

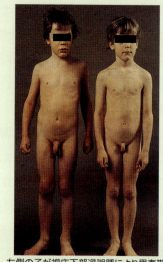

図33 思春期早発症男児（左）と健常男児（右）の双子例

左側の子が視床下部過誤腫により思春期早発症となっている。右側の子より身長が高く、外性器の発達が進んでいることがわかる。

写真:Wales JKH, et al: Early sexual development, In : Color Atlas of Pediatric Endocrinology and Growth, p84, Mosby-Wolfe, London, 1996.[12]より引用

歓迎するあまり成長の変化を見過ごすことがよくありますが、二次性徴があまりに早く発来する場合は思春期早発症の疑いもあるので、早期に専門医の診察を受けた方がよいでしょう。

この他、甲状腺機能低下症の子供では、性腺刺激ホルモンが過剰に分泌される「中枢性思春期早発症」となることがありますし、副腎や卵巣などから性ホルモンが過剰に分泌された場合も、思春期早発症を引き起こすこ

とが知られています。後者の場合、下垂体からの性腺刺激ホルモンはむしろ抑制されているため、中枢性に対して「仮性思春期早発症」と呼ばれています。

このように思春期早発症の原因は一様ではありません。

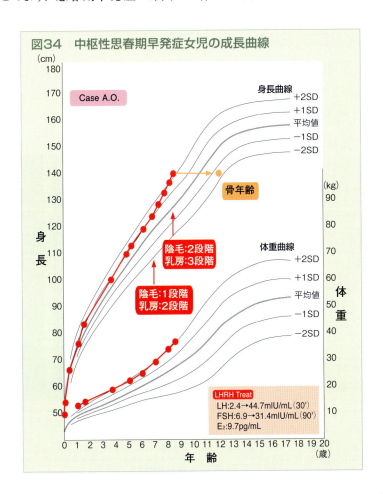

図34　中枢性思春期早発症女児の成長曲線

第5章　低身長の原因

■クッシング症候群による低身長

　「クッシング症候群」とは、副腎の腫瘍がステロイドホルモン(コルチゾール)を過剰につくったり、下垂体の副腎皮質刺激ホルモン産生腫瘍が副腎からステロイドホルモンを過剰につくるために起こる疾患群をいいます。

　「クッシング」という病名は「ハーベイ・クッシング」という先生が報告したことで、こう呼ばれるようになりました。

　一般に女性に多く発症しますが、小児のクッシング症候群では必ずといっていいほど成長障害が見られ、かなりの低身長となります。

　クッシング症候群によって背が伸びない理由は、ステロイドが成長ホルモンや成長促進因子の作用を阻害し、骨の発育を抑えたり、下垂体からの成長ホルモンの分泌を低下させるためと考えられています。

　なおクッシング症候群は、ステロイド剤による医学的な治療に伴って起こる場合もあります。これを「医原性クッシング症候群」と呼んでいます。

　右に示した写真（図35）は、病

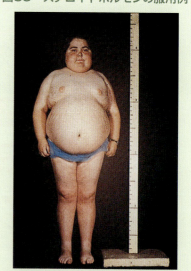

図35　ステロイドホルモンの服用例

満月様顔貌、胴体の肥満など中心性肥満があり、四肢はむしろ細く見える。

写真:Hall R and Evered DC: Disorders of growth, In: A Colour Atlas of Endocrinology, 2nd ed, p54, Wolfe Medical Publications, London, 1990.[13]より引用

気の治療のためにステロイドホルモンをずっと服用した例です。

　顔が丸く(満月様顔貌＝moon face)、赤ら顔となり、胴体は非常に太くなっています。しかし手と足はさほど太くありません。腹部の皮膚には、赤い線状の肉裂け(赤色皮膚線状)が見られます。また背中の上部から首の付け根にかけて、皮下脂肪が多く沈着しています(水牛様脂肪沈着：buffalo hump)。これらは、クッシング症候群に共通して見られる典型的な症状です。

　右の図(図36)は、クローン病という消化管の病気を持っている女子の成長曲線です。

　もともと主要臓器に慢性の病気がある子供では順調な成長が阻害されることが多く、この女子もずっと標準身長から−2SDぐらいのところを推移していました。しかし、治療のためステロイドホルモンの投与を受けてからまったく背が伸びなくな

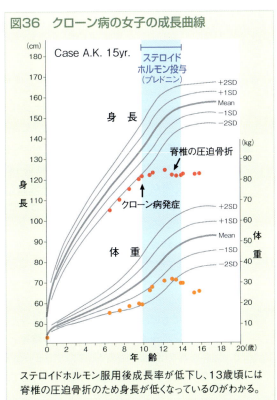

図36　クローン病の女子の成長曲線

ステロイドホルモン服用後成長率が低下し、13歳頃には脊椎の圧迫骨折のため身長が低くなっているのがわかる。

っていることがわかります。さらに成長曲線をよく見ると、13歳頃に背がかえって低くなっていることに気づきます。これは脊椎の圧迫骨折によるものです。

　ステロイドホルモンは使い方によっては劇的な効果をあげる薬剤ですが、非常に強い成長抑制作用もあるので、使い方は慎重でなければなりません。またステロイドホルモンの治療を長期に渡って続けると、骨密度が下がり骨粗しょう症を起こしやすくなります。このため、ステロイドホルモンの投与に際しては骨折の予防にも十分に気を配る必要があります。

コラム④　ステロイドホルモンによる成長障害

- アトピー性皮膚炎や喘息などは大変多くなった現代病ですが、このような症例にステロイド軟膏を多量に使うと、軟膏中のステロイド（副腎皮質）ホルモンが皮膚から血液中に入り、成長障害を起こす原因になります。このため、成長への影響を考えた場合には、できるだけ非ステロイド系の治療薬を用いることが望まれます。
- もしステロイド軟膏での治療が必要な場合は、始めは多少多めに使ってもかまいませんが、徐々に減らしていって、私たちが一日に作る量（ハイドロコーチゾンにして子供の場合は10mg、大人の場合は20mgくらい）より少なめに抑える方がよいと思います。また、ステロイドホルモンを使わなくてもアトピー症状がひどく、痒みで深い眠りが妨げられると成長ホルモンが十分分泌されず、成長障害となる可能性もありますので、低身長症の治療を始めるときは、アトピーがあることを主治医に伝え、相談しながら適切に治療を進めることが大切です。

■甲状腺機能低下症による低身長

　甲状腺ホルモンが不足した場合も低身長になります。

　甲状腺ホルモンは細胞の代謝に密接に関与しており、身体をいきいきと活動的にさせ、身長を伸ばす大切な働きをします。特に新生児や乳幼児期の脳の発達には欠かせないホルモンです。このため、この甲状腺ホルモンが先天的に欠乏していると、著しい成長障害と脳の発育障害が生じる「クレチン症」(先天性甲状腺機能低下症)という病気になります。

　クレチン症の場合、生後3カ月までに治療をしないと身体的発育ばかりでなく知能発達も阻害され、後から甲状腺ホルモンで治療をしても知的障害が残ってしまいます。このため、現在では新生児に対して集団検診(スクリーニング)を実施し、足の裏から採血して、甲状腺刺激ホルモンの分泌状態を検査します。ここで異常が発見されれば、甲状腺ホルモンの補充でクレチン症を防ぐことが可能です。

　また小児期になってから甲状腺機能が低下する「後天性甲状腺機能低下症」も成長障害をもたらします。後天性の中でも最も代表的な疾患は「橋本病」と呼ばれる慢性甲状腺炎と萎縮性甲状腺炎です。

　甲状腺機能低下症の特徴的な外見は、低身長の他、目と目の間の距離が少し離れていて(眼球離開)、鼻が少し反れて(鞍鼻)、唇が厚く、髪もちょっと粗く、顔が少し腫れぼったくなります。

　なお、甲状腺ホルモンが不足すると成長ホルモンの分泌も悪くなるので、この点も十分注意しなければなりません。また思春期に甲状腺ホルモンが不足すると、性ホルモンに影響して思春期のスパートが来ないケースもあります。

第5章 低身長の原因

■愛情遮断性低身長症

　いじめや虐待、親の愛情の欠如など過度のストレスが長期に続くと、下垂体からの成長ホルモンの分泌が低下し、成長障害を来すことがあります。こうした原因による低身長を「愛情遮断性低身長症」または「精神社会性低身長症」と呼びます。

　精神的に抑圧されると下垂体から成長ホルモンが出なくなりますし、同時に十分な栄養も摂れないというケースが少なくありません。

　こうした症状は、成長期であれば何歳であっても起こり得ます。このため、低身長で来院した子供たちに対してわれわれは、身体にあざやせっかんのあとはないか、両親との関係はどうかなどを注意深く見る必要があります。余談ですが、外国では子供をあまり泣かし続けたり、身体にあざをつくったままにしておくと、警察に通報されて逮捕されることがあります。私の友人がアメリカにいた時、子供を遊ばせていて、何かの拍子におしりの蒙古斑をアメリカ人に見とがめられ、警察に通報されるという事件がありました。

　これは笑い話ですみましたが、日本でも周囲の子供たちに対して、このくらいの注意が向けられるようになるとよいと思います。

■ラローン型低身長症

　成長ホルモン遺伝子の異常の中で、ラローン型低身長、あるいは成長ホルモン受容体異常症と呼ばれる低身長症があります。

　この病気は、成長ホルモンの分泌は正常ですが、成長ホルモンが結合

する受容体に障害があって、成長促進因子IGF-I (Insulin-like growth factor-I) が不足する病気です。そのため検査をすると血液中のIGF-Iが低いのに、成長ホルモンは若干高めで、負荷試験に対してもやや過大な反応が見られます。ラローン型低身長症の場合、プロポーションは幼児様で肥満傾向があり、全身に比べて手足が小さく、額が出っ張り (Frontal bossing)、鼻がやや反っています。知能は正常ないし若干遅れると言われています。ただし頻度としては、極めて稀な疾患です。

■プラダー・ウィリ症候群

プラダー・ウィリ症候群は、筋力の低下 (Hypotonia) や知能の低下 (Hypomentia)、性腺機能低下症 (Hypogonadism) および肥満 (Obesity) のいわゆる"H_3O"を特徴とする先天性の疾患です。

筋力の低下により、乳幼児期には哺乳力は弱く、"はいはい"やひとり歩きが遅れ、2～3歳ごろから多食性の肥満が目立ってきます。また、しばしば低身長を伴い、未治療の本症における我が国の成人身長の平均値は、男性が148cm、女性が141cmとかなりの低身長にとどまることが多いとされています。

他の外見的な特徴としては、前頭部の狭小、アーモンド様眼裂、鯉の様な口、小顎症、小さい手足、性腺発育不全などがあげられます。

プラダー・ウィリ症候群では、第15染色体の長腕 (q11-13) の一部が欠損したり、この染色体が2対とも母親由来 (片親性ダイソミー) である等の異常に起因することが明らかになっています。

第5章 低身長の原因

■ SGA性低身長症

　妊娠週数に比して出生時の体重が極端に少ない場合、Small for Gestational Age（SGA）と呼びます。2008年10月より一定の基準を満たせばSGA性低身長症として保険での成長ホルモン治療が認められました。これらの症例の10％〜20％では、発育が悪く、その後も成長率が追いつかず低身長となることが知られています。

　子宮内発育不全の病因としては、胎児自体の問題（奇形、染色体異常、成長因子の不足など）、母体の問題（子宮・胎盤の異常、母親の疾患など）および胎児を取り巻く環境（母体の感染、栄養、薬物など）といった多様な因子の関与が考えられています。

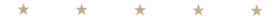

　これまで紹介した疾患は成長障害をもたらす代表的な例ですが、先に述べたように、低身長症の診断に訪れる子供の大半は、成長ホルモンの分泌は正常で原因となる疾患がない特発性の低身長症児がほとんどです。

　こうした子供には今の所、成長ホルモンの治療が認められておりません。なお、この子供たちに共通している点は、例外なく食が細いことです。背の伸びが悪いのは、子供の成長に大切な栄養を十分に摂取していないことが原因の一つかもしれません。しかし、骨の成長ホルモンへの感受性の違いなど他にも原因はあるはずです。私たち専門医にとって、成長ホルモンに対する反応がなぜ個々人で異なるのか、今後の解明が待たれる大きな研究テーマです。

第6章 検査と治療の基準

低身長の原因として成長ホルモンの分泌不足が疑われる子供では、成長ホルモンの分泌能力を調べる負荷試験を受けることが必要です。負荷検査の結果、成長ホルモンの分泌不全が確認できた場合は、成長ホルモンの治療が認められます。さらに小児慢性特定疾病の認定条件を満たした方では、医療費の自己負担に対して補助が受けられます。

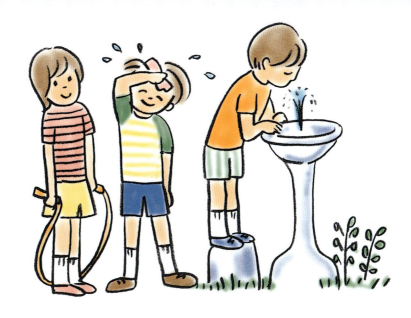

第6章 検査と治療の基準

■成長ホルモンの分泌状態を調べる検査法

　成長ホルモン分泌不全性低身長症であることを確定診断するためには、成長ホルモンの分泌低下を証明する負荷試験を行なわなければなりません。

　一般に成長ホルモンは一日中分泌されていますが、時間によって分泌量はかなりばらつきがあり、その日の身体状態によっても異なります。また分泌が悪い人と正常な人との差はわずかなため、単純に採血をして調べても両者の違いを正確に見極めるのは非常に困難です。そこで負荷試験では、成長ホルモンの分泌を刺激する薬剤を投与して、下垂体でのホルモンの貯蔵がどれだけあるかを測定します。下垂体での成長ホルモンの貯蔵が正常な場合は、検査薬の刺激によって一時的に成長ホルモンが大量に分泌されますが、貯蔵が少ない場合は成長ホルモンがあまり分泌されませんから、両者の違いがはっきりします。

　このように、成長ホルモンを刺激する薬剤を投与して成長ホルモンの分泌能力（予備能力）を調べる検査が、負荷試験です。

　成長ホルモンの負荷試験では、数種類の刺激薬があり、そのうち原則として2種類以上行なうことが必要です。検査の結果、2種類とも成長ホルモンの反応が悪いとわかった場合に「成長ホルモン分泌不全性低身長症」と診断され、成長ホルモンの治療が認められます。

　負荷試験を行なう際には、患者にできるだけ痛みを与えないことが大切です。痛みは成長ホルモンの分泌を促すからです。したがって痛みを最小限にするために、患者の肘の静脈に翼状針を刺した後、それに付いているプラスチックのチューブに三方活栓をつけて、そこから採血します。採血以外

の時は血液が固まらないように生理食塩水をゆっくりと点滴します（図37）。

　成長ホルモンが分泌されてからその濃度が半分になるまでの時間（半減期）はおよそ20分ですので、注射後20分以上は安静に保ち、落ち着いた状態になってから検査を行ないます。検査には2時間半から3時間かかりますから、ビデオなどを見せながら、できるだけリラックスした状態で行なう必要があります。

　なお、負荷試験にかかる費用はすべて健康保険が適用されます。

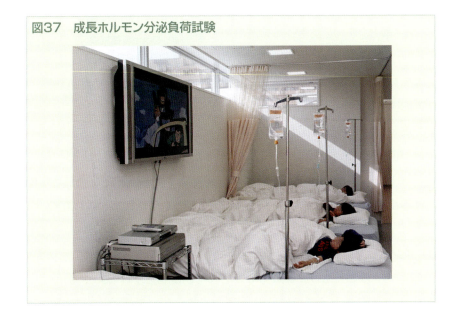

図37　成長ホルモン分泌負荷試験

■成長ホルモンの負荷試験

　成長ホルモンの負荷試験に用いられている刺激薬には6種類があります（表4）。それぞれの特徴を簡単に説明しましょう。

a）アルギニン負荷試験

　アルギニンはアミノ酸の一種です。アミノ酸はどのようなアミノ酸でも成長ホルモンの分泌を促します。肉や魚などを食べると、それが消化酵素で分解されてアミノ酸となり、成長ホルモンが出やすくなります。アミノ酸の中でもアルギニンは成長ホルモンをよく分泌させるばかりでなく副作用の心配もほとんどないため、成長ホルモンの分泌負荷試験として広く用いられています。アルギニンを正常な子供に点滴すると図38の緑の線で示したように血液中の成長ホルモンが増えますが、重症な成長ホルモン欠損症の子供ではまったく反応がないか、明らかな低反応を示します。

> **表4　負荷試験に使う試薬**
> - アルギニン負荷試験
> - インスリン負荷試験
> - グルカゴン負荷試験
> - クロニジン負荷試験
> - L-Dopa負荷試験
> - GHRP-2負荷試験
>
> 原則として2種類の負荷試験を行ないます。

b）インスリン負荷試験

　インスリンは私たちの膵臓から分泌されて、血糖を下げるように働いています。インスリンを与えて脳に低血糖刺激を加えると、成長ホルモンが出てくるので、それによって成長ホルモンの分泌能力を検査します。

c) グルカゴン負荷試験

　グルカゴンも膵臓から分泌されますが、インスリンとは逆に血糖値を上げるように働きます。ヒトにグルカゴンを筋肉注射すると血糖が上昇しますが、それによってインスリンの分泌が促され、急激に血糖が下がります。血糖が高いレベルから通常のレベルへと急に低下すると、脳が低血糖になったと判断し、インスリンの場合と同様に成長ホルモンの分泌が刺激されます。以前は、反応をより高くするためにプロプラノロールという試薬を併用することもありましたが、低血糖症状や悪心・おう吐などの副作用症状が強く現れることもあるため、現在ではグルカゴン単独で行なわれています。

d) クロニジン負荷試験

　経口薬の検査としては、血圧の薬としても使われているクロニジンがあります。クロニジンは脳のアルファー2（α-2）受容体に働いて成長ホルモンの

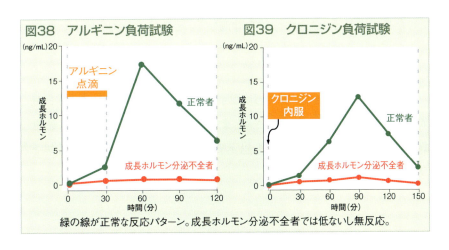

第6章 検査と治療の基準

分泌を促す作用があります（図39）。そこで、クロニジンを飲ませて成長ホルモンの分泌能力を検査します。

e）L-Dopa負荷試験

他によく使われる経口薬として、エル・ドーパ（L-Dopa）があります。私たちが肉を食べると、その中にチロシンというアミノ酸が入っており、それが身体の中でエル・ドーパに変わります。エル・ドーパを服用すると脳の中に入ってドーパミンに変わり、これが視床下部に働いて成長ホルモンを分泌させます。この場合もエル・ドーパを飲

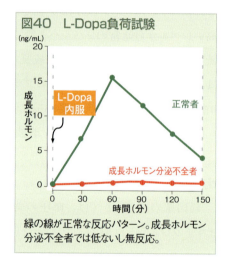

ませた後で成長ホルモンの分泌を計測して、その分泌能力を検査します。

f）GHRP-2負荷試験

GHRP-2は体内にあるグレリンと同様に下垂体のグレリン受容体に働き成長ホルモンの分泌を強力に促進します。このため、低反応の基準が他の負荷試験では頂値が6ng/mL以下であるのに対して、16ng/mL以下と高めに設定されています。

24時間および夜間の成長ホルモン分泌

　これまでに述べたような負荷試験は、薬理的に強い刺激を用いる検査法です。こうした負荷検査のもとでは正常な反応が見られても、普通の状態になると成長ホルモンの分泌が不足しているケースも考えられます（厚生労働省はこのような検査を、現在は評価してくれませんが）。これを調べる場合には、24時間あるいは夜間入眠後3〜4時間にわたって20分毎に採血をして、

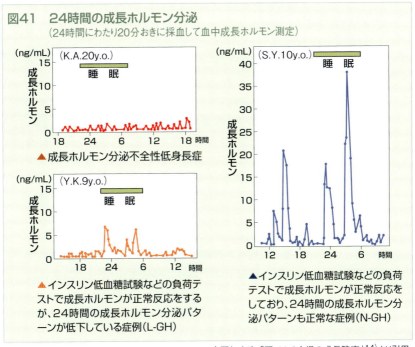

図41　24時間の成長ホルモン分泌
（24時間にわたり20分おきに採血して血中成長ホルモン測定）

▲成長ホルモン分泌不全性低身長症

▲インスリン低血糖試験などの負荷テストで成長ホルモンが正常反応をするが、24時間の成長ホルモン分泌パターンが低下している症例（L-GH）

▲インスリン低血糖試験などの負荷テストで成長ホルモンが正常反応をしており、24時間の成長ホルモン分泌パターンも正常な症例（N-GH）

高野加寿恵：「図でみる小児の成長障害」[14]より引用

第6章 検査と治療の基準

平常状態における成長ホルモンの分泌動態を測定します。

正常な子供では1日8回くらいの成長ホルモン分泌の山（スパイク）が見られますが（図41：右側）、重症なタイプではまったく成長ホルモン分泌の山が見られません（図41：左側上）。一方、正常と異常の間と思われる症例では、

コラム⑤　負荷試験による成長ホルモン分泌促進のメカニズム

- 成長ホルモンの負荷試験で使われる薬剤が一体どのようなメカニズムで成長ホルモンの分泌を促すのか、実はこれまではよくわかりませんでした。しかし成長ホルモン刺激ホルモンの作用を選択的にブロックする薬剤である成長ホルモン刺激ホルモン拮抗剤（GHRH-Antagonist）が開発されたことで、成長ホルモン分泌のメカニズムがかなり明らかになりました。
- 成長ホルモン放出刺激ホルモン（GHRH）は、視床下部から成長ホルモンを出せと命令するホルモンですが、これが分泌されると成長ホルモンをつくるGH細胞に働き、成長ホルモンの合成と分泌を促します。この作用を利用して、成長ホルモン刺激ホルモン拮抗剤を静脈に点滴しながらアルギニンやクロニジン負荷試験を行なうと、成長ホルモンの反応が明らかに抑制されることが確かめられました。インスリンやエル・ドーパの負荷試験でもまったく同様でした。このことから、負荷試験の試薬に対する成長ホルモンの反応には、成長ホルモン放出刺激ホルモンの存在が重要であることがわかったのです。
- 一方、成長ホルモンの放出を抑制するホルモン（ソマトスタチン）も重要です。私たちの別の研究では、クロニジンとエル・ドーパは主に成長ホルモン放出刺激ホルモンの分泌を刺激し、またアルギニンとインスリンは主にソマトスタチンの放出を抑制して、成長ホルモンの分泌を促進することが確かめられています。

両者の中間ほどの大きさの山が見られます(図41：左側下)。このようなパターンは悪性腫瘍などの治療で頭部に放射線照射を受けた例に見られます。

■成長ホルモン治療の開始

　以上に述べたような検査をしてホルモンのピークの値が一定の基準を下回った場合は、成長ホルモン分泌不全性低身長症と診断され、ここで初めて成長ホルモン治療の適応となります。

　なお、ターナー症候群や軟骨異栄養症、慢性腎不全、プラダー・ウィリ症候群と診断された場合は、成長ホルモンの分泌状態にかかわりなく成長ホルモン治療による低身長の改善効果が認められています。したがって、これらの疾患では、成長ホルモンの負荷試験は必要ありません。

■小児慢性特定疾病の適応基準 (平成27年1月現在)

●開始基準

　成長ホルモンの治療を始める場合、厚生労働省が定めた「小児慢性特定疾病」の申請手続きをし、それが認められると医療費の自己負担に対して補助が受けられます。

　ただし、小児慢性特定疾病制度を利用する場合は、一定の基準を満たしていることが必要となります。

　たとえば、成長ホルモン分泌不全性低身長症の場合は、標準の−2.5SD以下の低身長であることが、認定に伴う治療開始の条件です。

第6章 検査と治療の基準

またターナー症候群では、標準の−2.0SD以下もしくは年間の成長率が2年間にわたり標準の−1.5SD以下であることが必要です。

他の疾患についてもそれぞれ開始基準があります（93ページ表5参照）。

なお、小児慢性特定疾病の適応がなく健康保険での治療となる場合は自己負担がかかりますが、「高額療養費制度」を利用できます。

●継続基準

小児慢性疾病による治療を引き続き利用する場合には、1年ごとに継続申請することが必要です。この場合も、各疾患毎に治療効果を定めた継続基準をクリアすることが条件となっています。

●小児慢性特定疾病の治療終了基準

以前は規定の成長率をクリアし、小児慢性特定疾病の認定を受けていれば、身長が何cmになっても成長ホルモン治療を継続できました。しかし1998年から男子156.4cm、女子145.4cmに達すると小児慢性特定疾病による治療は終了することとなりました。

男子の156.4cm、女子の145.4cmという終了基準は、同性同年齢の子供の−2.5SDに相当する身長です。せめて最低でも男子では160cm、女子では150cmは欲しいところです。

終了基準に達したあとも引き続き治療を希望する場合は、所定の条件を満たしていれば、健康保険で高額療養費制度を利用しながら治療を継続することは可能です。

（※小児慢性特定疾病の手続き方法→139ページ・資料3参照）

表5　小児慢性特定疾病の適応基準（成長ホルモン治療を行なう場合）

平成27年1月改訂

開 始 基 準

新たに治療を開始する場合には次の要件を満たすこと。
負荷試験の結果については、申請日よりさかのぼって2年以内に実施したもののみを有効とする。

●成長ホルモン 　分泌不全性低身長症※ ※乳幼児で成長ホルモン分泌不全が原因と考えられる症候性低血糖がある場合は、③の1種類以上の負荷試験で基準を満たしている者	次の要件を満たすこと ①現在の身長が標準身長の−2.5SD値以下 ②IGF-Ⅰ（ソマトメジンC）値が200ng/mL未満（5歳未満の場合は150ng/mL未満） ③空腹下に実施した2種類以上の成長ホルモン分泌刺激試験のすべての結果（試験前の測定値を含む）で、GHの最高値が6ng/mL以下、GHRP-2負荷では16ng/mL以下
●脳の器質的原因※※による 　成長ホルモン分泌不全性低身長症 ※※間脳下垂体障害に関する調査研究班の「成長ホルモン分泌不全性低身長症診断の手引き」参照	次の要件を満たすこと 空腹下に実施した1種類以上の分泌刺激試験のすべての結果で（試験前の測定値を含む）、GHの最高値が6ng/mL以下、GHRP-2負荷で16ng/mL以下であり、かつ次のいずれかに該当すること ①現在の身長が標準身長の−2.0SD値以下 ②年間の成長速度が、2年以上にわたって標準値の−1.5SD値以下
●ターナー症候群による低身長 ●プラダー・ウィリ症候群による 　低身長	次のいずれかに該当すること プラダー・ウィリ症候群では、肥満度90％未満の場合のみ適応 ①現在の身長が標準身長の−2.0SD値以下 ②年間の成長速度が、2年以上にわたって標準値の−1.5SD値以下
●軟骨異栄養症（軟骨無形成症）による低身長	現在の身長が標準身長の−3.0SD値以下
●慢性腎不全による低身長	腎機能の低下（おおむね3ヵ月以上、血清Crが年齢性別ごとの中央値の1.5倍以上が持続）がみられる場合で、かつ現在の身長が標準身長の−2.5SD値以下

次頁へ続く

第6章 検査と治療の基準

小児慢性特定疾病の適応基準（成長ホルモン治療を行なう場合）

継続基準		
●成長ホルモン分泌不全性低身長症（脳の器質的原因によるものを除く）及び下垂体機能低下症 ●成長ホルモン分泌不全性低身長症（脳の器質的原因による）	初年度	年間の成長速度が6.0cm/年以上または、治療中1年間の成長速度と治療前1年間の成長速度との差が2.0cm/年以上
	治療2年目以降	年間の成長速度が3.0cm/年以上
●ターナー症候群による低身長 ●プラダー・ウィリ症候群による低身長 ●軟骨異栄養症（軟骨無形成症）による低身長 ●慢性腎不全による低身長	初年度	年間の成長速度が4.0cm/年以上または、治療中1年間の成長速度と治療前1年間の成長速度との差が1.0cm/年以上
	治療2年目	年間の成長速度が2.0cm/年以上
	治療3年目以降	年間の成長速度が1.0cm/年以上

終了基準
男子：156.4cmに達したとき 女子：145.4cmに達したとき

厚生労働省告示第475号：平成26年12月18日

第7章 成長障害の治療法とその効果

成長障害児の治療は、原因となる病気によって異なります。治療の原則はみんなからあまり離れ過ぎない早めの時期に始めるのが望ましいのですが、骨年齢の成熟が終わっていなければ、20歳を過ぎても治療効果はあります。ここでは、各疾患ごとの治療法を中心に、治療開始の目安と治療効果について説明します。

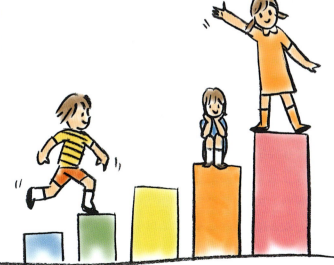

第7章 成長障害の治療法とその効果

■成長ホルモン分泌不全性低身長症の治療

　いままで述べたように、低身長の検査で成長ホルモン分泌不全性低身長症と診断された場合は、不足している成長ホルモンを注射で補う成長ホルモン治療が最善の治療方法です。

　治療時期についてはできるだけ早い方が望ましいのですが、普通は早くても子供のモチベーションが出てくる4歳くらいから治療を開始します。ただし、成長ホルモンの分泌不全が重症な場合は低血糖発作を起こすことがあるため、1〜2歳であっても診断がついた時点で治療を始めます。

●成長ホルモン治療による"追いつき成長"

　成長ホルモンの治療効果は、個人差があるもののおおむね良好です。

　特に1年目の伸びは目覚ましく、平均で約8.5cmとかなりの治療効果が期待できます。この高い伸びを"追いつき成長"（catch up growth）といい、治療を開始してから約1年間続きます（図42）。以後2年目、3年目と伸び率は低下しますが（Waning現象）、毎日きちんと成長ホルモンの注射をして食事もバランスよくとり運動も続けると、思春期前であれば通常は標準以上の伸びを示します。ただし、この時期は他の子供もコンスタントに伸びているため、一足飛びに平均の標準身長まで追いつくことはなかなかできません。それでも骨年齢が成熟するまでにコツコツと治療を続けると、最終的にはほぼ正常範囲の身長まで背を伸ばすことが期待できます。男子なら163cm前後、女子なら150cm前後といったところでしょうか。

　なかには治療を続けても思うように背が伸びないケースもありますが、そ

の原因としてまずあげられるのが、注射をし忘れたり注射をさぼるといった怠薬です。さらにこうした子供の場合は、十分な栄養摂取ができていない可能性も考えられます。

また栄養状態が悪い子供では、アミノ酸が不足し、成長促進因子が十分増えないために伸び悩むというケー

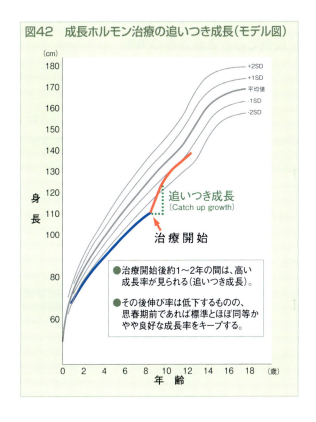

スが多く見られます。特に小さい子供の場合は、この怠薬と栄養不足は背を伸ばす上で非常にマイナスとなるので注意しておかねばなりません。

一方、指定された量を毎日正しく注射し、栄養も睡眠も運動も十分にとり、成長促進因子が増えながら思うように成長しないケースもまれに見受けられます。これについてはさまざまな要因が考えられますが、背景としては、両親またはどちらか片方の親の身長が低いケースが多いことから、その子がもともと持っている体質的な要素が大きく関与していると思われます。

第7章 成長障害の治療法とその効果

● **症例でみる治療効果の実際**

　ではここで、実際の症例をもとに、成長ホルモンの治療効果を見ていくことにしましょう。

　下の図（図43）の左側は、骨盤位分娩による仮死を伴った成長ホルモン分泌不全性低身長症の男子の例です。治療前は身長が標準曲線から徐徐に離れていますが、成長ホルモン治療を始めると追いつき成長が現れ、皆に追いつこうとするように非常によく伸びているのがわかります。

　また図43の右側に示した成長曲線は、脳下垂体の上部にできた「異所性

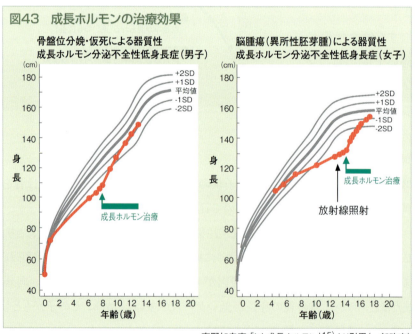

図43　成長ホルモンの治療効果

高野加寿恵：「ヒト成長ホルモン」[15]より引用（一部改変）

胚芽腫」によって下垂体が破壊され、そのために成長ホルモンの分泌が障害されて低身長となった女子の症例です。こうした例でも成長ホルモン治療による追いつき成長が見られます。

さらに右下の図44は、プロラクチン産生腫瘍という良性の脳腫瘍ができ、それによって成長ホルモン欠損症となった例です。この男子の場合、高校一年生で受診したときは−4.1SDと著明な低身長症で二次性徴も遅延していました。一般に、こうした腫瘍では手術をせず、ブロモクリプチンやカベルゴリンという内服薬で治療します。この男子も前者の薬で治療を続けたところ、ホルモンの値が正常化し、腫瘍のサイズも著しく縮小しました（図45）。しかし、成長ホルモンの分泌だけは依然低下していたため成長ホルモン治療を開始すると、成長率はたちどころに改善され、最終的には170cmま

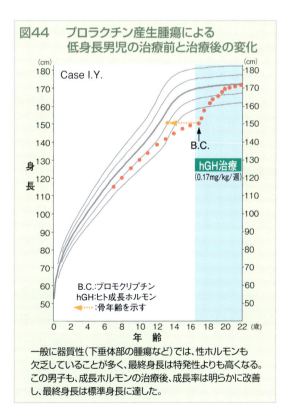

図44 プロラクチン産生腫瘍による低身長男児の治療前と治療後の変化

一般に器質性（下垂体部の腫瘍など）では、性ホルモンも欠乏していることが多く、最終身長は特発性よりも高くなる。この男子も、成長ホルモンの治療後、成長率は明らかに改善し、最終身長は標準身長に達した。

第7章 成長障害の治療法とその効果

で背が伸びました。現在は健康も取り戻し元気な社会生活を送っています。

以上の例でもわかるように、最終身長に関しては下垂体部に腫瘍があった人のほうが高くなる傾向があります。これは下垂体が腫瘍とトルコ鞍の間に挟ま

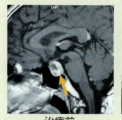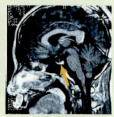

図45　治療前後の下垂体腫瘍の変化

治療前　　　　　治療後

16歳5ヵ月、男子のブロモクリプチン治療前後の下垂体MRI画像。治療前の腫瘍が、治療後には著明に縮小しているのがわかる。

れて萎縮することで、二次性徴と骨成熟を起こす性腺刺激ホルモン（ゴナドトロピン）の分泌が低下して二次的に骨の成熟が遅れ、成長する期間が長引くことが、成人身長が高くなる主な要因と考えられます。

● 最終身長を決めるファクター

成長ホルモン分泌不全性低身長症の子供を成長ホルモンで治療しても最終身長はまちまちですが、何が影響しているのでしょうか。

それを思春期という観点から捉えてみたのが次ページのグラフ（図46）です。

このグラフを見てもわかるように、思春期に入った時の身長と、最終身長には強い相関関係が認められます。つまり、思春期発来時の身長が低い場合は最終身長も低く、高い場合は最終身長も高くなる可能性が高いわけです。このように、思春期が来た時の身長は最終身長に大きな影響を与える要因となるため、治療に際しては、思春期が来る前にできるだけ身長を高

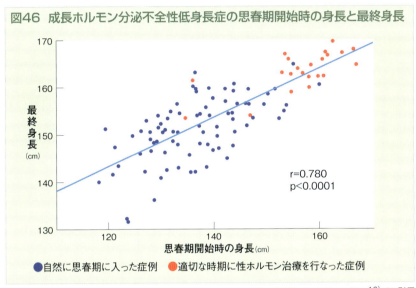

図46 成長ホルモン分泌不全性低身長症の思春期開始時の身長と最終身長

Tanaka T, et al: Horm Res.[16] より引用

くしておくことが重要です。

　もう一つ、最終身長のファクターとして大きいのは両親の身長、すなわち遺伝的側面です。しかし、これがどの遺伝子によるのかは、今のところはっきりしません。

　また、成長ホルモンの投与量が多くなれば最終身長も高くなることが予測されますが、先端巨大症のような症状を起こさず背だけを伸ばすための投与量はどのくらいなのか、今後さらに検討が必要です。

　なお、一般に成長ホルモン治療開始時の身長が余り低くないケースやGH治療1年目の伸び率が良好なケースでは成人身長が高くなる傾向が見られます。

第7章 成長障害の治療法とその効果

■ターナー症候群の治療

本症も低身長の治療を行なわないと、かなりの低身長にとどまってしまう可能性が高くなります。例えば図47は、最近、新たに発表された自然に月経が来ないターナー症候群の女性の成長曲線です。

赤い線の中央にある太い線が平均値ですが、これをみると最終身長は平均で141cmとかなりの低身長にとどまっていることがわかります。

我が国の一般女性の成人身長の正常下限は148cmとされており、できればそれ以上は欲しいところです。

では、成長ホルモン治療はターナー症候群の低身長の改善にどれだけ有

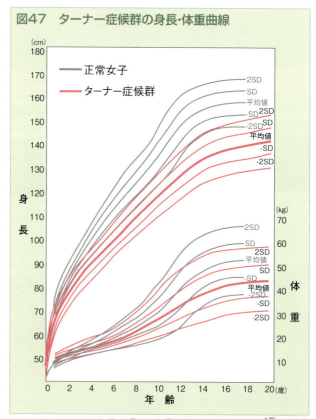

図47 ターナー症候群の身長・体重曲線

Isojima T, et al: Clin Pediatr Endocrinol.[17]より改変

効なのでしょうか。

　下の図（図48）は、3年間の成長ホルモン治療による成長促進効果を検討したものです。

　縦軸には未治療のターナー症候群の患者の標準身長からの隔たり（HtSDS）を、また横軸には治療開始後の年数を示しています。

　これをみると、未治療の場合は、標準身長にそって推移しているため改善率はずっと0のはずですが、治療を受けたグループでは1年目、2年目、3年目と明らかに改善しています。

　しかし、骨年齢が暦年齢より先に進むようでは、治療の効果があるのかないのか怪しくなります。暦年齢が1歳増えても、骨年齢の進行は1歳以内にとどまっているのが理想的なのです。

　そこで、骨年齢の進み具合についても調べてみました。

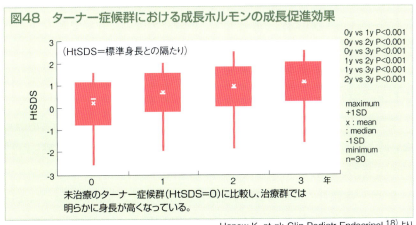

図48　ターナー症候群における成長ホルモンの成長促進効果

Hanew K, et al: Clin Pediatr Endocrinol.[18]より

第7章 成長障害の治療法とその効果

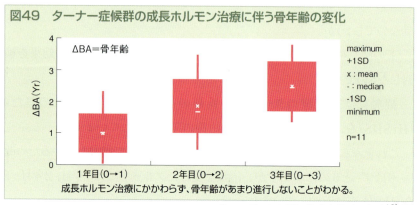

図49 ターナー症候群の成長ホルモン治療に伴う骨年齢の変化

成長ホルモン治療にかかわらず、骨年齢があまり進行しないことがわかる。

Hanew K, et al: Clin Pediatr Endocrinol.[18]より

　上の図（図49）は成長ホルモン治療を受けたターナー症候群の患者の3年間の骨年齢の変化率（ΔBone Age=ΔBA、単位は年；縦軸）を示したものです。これをみると、1年目の骨年齢は暦年齢の1歳分と同じペースで進行していますが、2年間では平均で約1.5歳、3年間では平均で2歳半程度しか進みませんでした。以上の検討から、ターナー症候群では成長ホルモン治療を行なっても骨年齢はあまり進行せず、低身長の改善に有効であることがわかります。

　では実際に身長がどこまで伸びるか、成長ホルモンの治療による最終身長をまとめた内外のデータ（表6）があるので紹介します。

　ここに示したように、我が国のデータ（Hanewら）では146.5cmと治療しない時よりも7〜8cmは伸びていることがわかります。私たちの治療した22例の患者さんでは、平均の成人身長は149.7cmという結果でした。

　ターナー症候群の最終身長にも人種差があり、ドイツ（Rankeら）では成長ホルモン治療後の最終身長は149.6cm、アメリカ（Rosenfeld）では151.7cmと

表6 ターナー症候群の成長ホルモン治療による成人身長

報告者	患者数(例)	GH治療量(IU/kg/週)	オキサンドロロン(mg/kg/日)	平均エストロゲン治療開始年齢(歳)	平均最終身長(cm)	平均治療効果*[成人身長-PAH](cm)
Rosenfeld(1993)[19]	8 34	0.8〜1.0 0.8〜1.0	— 0.125 → 0.0625	? ?	151.7 151.7	+7.7(144.0) +9.2(142.5)
Rankeら(1995)[20]	82	0.5〜0.9(0.7)	+(31例)	13.8	149.6	+6.1(142.4)
羽二生ら(成長科学協会 2011)	285	0.5	±	?	146.5	+7.5(139.0**)
羽二生ら(2001)	22	0.5	—	—	149.7	+10.7(139.0**)
De Muinckら[21](1999)	23 23 22	— 0.95 0.95 → 1.5 0.95 → 1.5 → 2.0	— — —	12.7〜13.0 >12.0 >12.0 >12.0	147.0 158.8 161.0 162.3	0 +12.5 +14.5 +16.0

*PAH:予測身長　**:当時の未治療例の成人身長

日本より高くなっています。なお、オランダの報告(de Muinck ら)では成長ホルモンを2.0IU/kg/週と大量に用いると、一層の成長促進効果が得られ162.3cmに達したとされています。

● **ターナー症候群の成長要因**

ところで、ターナー症候群の成長はどのような要因によるものでしょうか。

一般に成長ホルモン分泌不全性低身長症の場合は、成長ホルモンの分泌が悪い子ほど成長ホルモン治療の効果が大きいのですが、ターナー症候群では成長ホルモンの分泌不全の有無にかかわらず、治療によって等しく伸びます。これは、成長ホルモン分泌不全性低身長症のように成長ホルモンの不足を補う補充的な治療ではなく、ターナー症候群の場合は、成長ホルモンの持つ薬理作用によって背が伸びるからです。

第7章 成長障害の治療法とその効果

　このため厚生労働省では、ターナー症候群の場合は、成長ホルモンの分泌の有無にかかわらず通常の2倍の投与量にあたる0.35mg/kg/週の治療を認めるようになりました。今後、ターナー症候群の患者の最終身長はさらに改善されることが期待されます。
　しかし、同じ投与量の成長ホルモンを用いてもよく伸びる子供とあまり伸びない子供もいます。そこで、どのような因子が成長ホルモンの治療効果に影響を及ぼすかを調べてみました。
　それによりますと、成長ホルモン分泌不全性低身長の場合と同様に両親の身長が高く、治療開始時の身長が余り低くなく、治療開始後1年目の成長率が良好なケースでは成人身長が高く、一方上記の要因が逆であったり、出生時の体重が極端に低い場合成人身長が低くなる傾向が見られました。
　以上の結果から、ターナー症候群の場合もできるだけ身長が皆から離れないうちに治療を開始することが望まれます。特にターナー症候群の場合、約8割の女子については二次性徴が自然に来ないので、思春期における成長スパートは期待できません。このため、他の子供が思春期に入る前にできるだけ身長を伸ばしておかないと、ますます差が開いてしまいます。ただ前にも述べたように、ターナーの女性は、女性ホルモンの不足によって骨の成熟が遅い傾向にありますから、伸び率が停滞した時に蛋白同化ホルモンや極く少量の女性ホルモンを追加したり、体重の変化に応じて成長ホルモンの量をきめ細かく調整するなど、デリケートな治療を続けることでより良い成長促進が期待できます。

■軟骨無形成症の成長ホルモン治療

　軟骨無形成症はそのままでは著しい低身長で終わってしまい、日常生活に支障を来すことが多くなると予想されます。生活の質を高めるためにも、適切な治療で低身長を出来る限り改善することが望まれます。

　厚生労働省では、軟骨無形成症（軟骨低形成症）における低身長についても成長ホルモン治療が有効であることから、ターナー症候群と同様、成長ホルモン分泌不全の有無にかかわらず0.35mg/kg/週の治療を認めています。

　軟骨無形成症は出生時に診断がつくことが多く病気を見過ごす心配はありませんが、成長ホルモンの治療開始時期としては、乳幼児期を過ぎて治療へのモチベーションが高くなってきた4歳頃が適切と思われます。

　次ページの上のグラフ（図50）は、軟骨無形成症に対する成長ホルモン治療の成長促進効果を調べたものです。通常1年目が最も効果が高く、2年目、3年目、4年目とだんだんと薄れてきますが、治療前よりも治療後1年目から4年目までに目に見えて伸びていることがわかります。

　軟骨無形成症の子供では、治療をしないと平均身長が130cmとかなり低い身長にとどまってしまいます。成長ホルモンの治療を続けた場合はプラス5～6cmの伸びが期待できますが、それでも140cmに達しないことも多いため、専門医の多くは成長ホルモンの治療だけで十分な身長に達するとは考えていないと思います。なお、最近CNP（C型ナトリウム利尿ペプチド）の本症への臨床応用が考えられています。

●軟骨無形成症の脚延長術

　軟骨無形成症では手足が短くなるのが特徴ですが、整形外科的な手術

第7章 成長障害の治療法とその効果

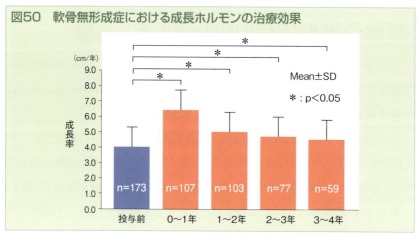

図50 軟骨無形成症における成長ホルモンの治療効果

清野佳紀:第17回日本骨代謝学会会長講演[22]より引用

で脚を伸ばし低身長を改善する治療法があります。これを「脚延長術」といいます。この手術は、脚の骨を人為的に切断し、切断面に新しい骨ができる自然治癒力を利用したものです。

　治療法を簡単に説明しますと、まず脚の骨（下腿か大腿骨）を手術で切断します。そして切断した骨の両側にピンを刺し、これを皮膚の外側に出して「延長器」となるプレートでしっかり固定します。この延長器を使い毎日0.5〜1mmずつ伸ばしていくと、骨は徐々に伸びていきます。

　ただ切断した骨だけでなく、脚を伸ばすためにはそこにある神経や血管、筋肉なども一緒に伸びることが必要です。このため、一般の人ではせいぜい15cm程度しか伸びませんが、軟骨無形成症の場合は骨に比べると神経や血管はだぶってゆとりがあるので、骨を伸ばしても比較的順調に対応できます。しかし、あまり無理をすると膝が曲がらなくなる可能性がありますから、やはり

最大で20〜30cm前後が限度でしょう。

実際に脚延長術を受けた子供の全身像を図51に示します。左側が治療前で、右側が治療後の様子です。O脚だった脚が真っすぐに伸び、身長も手術前より15.5cmも伸びています。

なお、この手術の最適年齢は思春期の頃とされていますが、一応50歳くらいまで可能です。ただ、1日に1mm伸ばすとすれば、10cm伸ばすのに100日かかることになり、両脚で200日、リハビリテーションも入れると1年はかかるわけで、その間のブランクをどうするかが問題です。

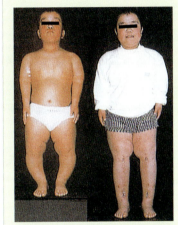

図51 軟骨無形成症の脚延長術

12歳男子、軟骨無形成症で両下腿仮骨延長術施行、術前（左）に比べ、術後（右）15.5cmの骨延長が得られた。

堀中 晋:「図でみる小児の成長障害」23) より引用

●表情が明るい術後の子供たち

私もこれまで何例か、著明な低身長の子供たちの手術を整形外科の先生にお願いしました。

ある時、子供たちが辛い毎日を送っているのではないかと思いお見舞いにいってみたところ、みな明るい表情で療養生活をしていました。その時の子供たちの身長は10cm以上伸びており、本人は手術してよかったと喜んでおりました。熟練した先生が手術をしてくださったせいか、これまで特に問題はみ

第7章 成長障害の治療法とその効果

られていません。ただ、保護者には精神的、経済的負担が少なくないと思われます。

なお、本症の最終身長を出来るだけ高くするために、いつ手術をするのが良いのか、また脚延長術中に成長ホルモン治療を併用した方が良いのかどうか等は、今後検討されるべき課題と思われます。

図52はアメリカの症例です。上段の治療前の状態に比較して、手術後は下段のように20cm以上伸びて見違えるほどスマートになっています。

脚延長術による治療は、軟骨無形成症の子供ばかりでなく、身長コンプレックスが極端に強く、どうしてもそれを克服できないで暗い日々を

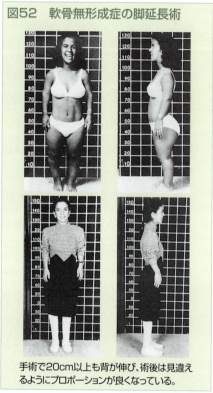

図52 軟骨無形成症の脚延長術

手術で20cm以上も背が伸び、術後は見違えるようにプロポーションが良くなっている。

写真:MacGillivray MH: Disorders of growth and development, In: Endocrinology and Metabolism, 3rd ed, ed by Felig P, Baxter JD and Frohman LA, Fig 26-16, McGraw-Hill Inc, New York, 1995.[24] より引用

送っている子供や、将来の職業上身長制限があるため何としても身長を上乗せしたいと望む子供にとって、頼みの綱となる最後の治療手段と受け取られる面があります。

実際、当クリニックでもごく稀ですが、他に治療法がなくその現実を受け入れられない方では、この手術を強く懇願されることがあります。

ただ先に説明したように、手術によって1年近く入院しなければならず、患者さんや親御さんの負担がかなり大きいのも事実です。また手術には必ずメリットとデメリットがあるはずですので、どうしてもこの手術を希望する場合は、専門の整形外科の先生から詳しく説明を受けるように勧めています。

■思春期早発症の治療

思春期早発症の原因はいろいろありますが、その多くは、原因不明の特発性の思春期早発症です。

こうした特発性の思春期早発症に対しては、性腺刺激ホルモンの分泌を抑えて二次性徴や骨年齢の進行を遅らせて最終身長を伸ばす「性腺抑制療法」という治療が有効です。

以前は経口や点鼻薬による性腺抑制剤が用いられていましたが、最近では効果が長期間持続するLHRHアナログ(LHRH-analog)という注射が用いられています。この注射を1カ月に1回打つことにより、下垂体から分泌される性腺刺激ホルモンと、性腺(男子は精巣・女子は卵巣)から分泌される性ホルモンの分泌を抑制し、骨の成熟を遅らせて背を伸ばすわけです。ただし、骨の成熟が完了する前に治療を始めないと効果はありません。

また、脳腫瘍などの異常によって起こる器質性中枢性思春期早発症の場合は、原因を速やかに取り除くことが先決となります。その後、成長ホルモンの分泌が不足している場合には、時期を見て成長ホルモン治療を行なう場合もあります。ただし、骨端線が閉鎖していたり、身長がすでに成人の標準身長の正常範囲内に達している特発性中枢性思春期早発症の子供の場合は、その

第7章 成長障害の治療法とその効果

後の経過を注意深く観察するだけで特に治療を必要としません。

　思春期早発症はまた、脳腫瘍以外の原因でも起こります。

　最近、5歳で初潮が来たという女の子をお母さんが連れて見えました。

　MRIを撮ると、下垂体が大きく腫大していました。さらに血液中のホルモンを調べると、甲状腺ホルモンが低下し、同時に脳下垂体から甲状腺刺激ホルモンが多量に分泌されていることがわかりました。そこで甲状腺ホルモンを服用させたところ、月経は止まり、下垂体の腫れも3カ月で縮小しました（図53）。

　このように、思春期早発症の原因はさまざまで、治療法も原因によって自ずと異なります。しかし、いずれの場合も原因を正確に見極め、それが病的な場合には出来るかぎり早期に治療を行なうことが不可欠です。

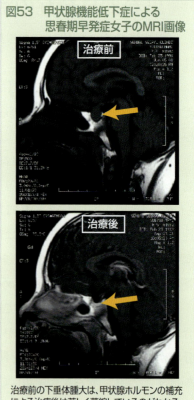

図53　甲状腺機能低下症による思春期早発症女子のMRI画像

治療前の下垂体腫大は、甲状腺ホルモンの補充による治療後は著しく萎縮しているのがわかる。

■クッシング病における低身長の治療

　クッシング病で低身長となっている子供の場合は、ステロイド過剰を起こしている脳下垂体の腫瘍を取り除くことで、背は伸びます。

　以前、12歳6カ月の子供がクッシング病による低身長を訴えて来院しました。成長曲線を描いてみると（図54）、すでに8歳の頃から成長曲線が横ばいになっていて、年間の伸び率もかなり低下していました。このことから、すでに4年半以上も前からクッシング病を発症していたことが推定されますが、この子供の場合、背の伸びは悪いながらも10歳までは身長が正常範囲内であったため、家族もこうした成長の変化に気づかなかったようです。

　さっそく原因となっていた2mm程の下垂体腫瘍（図55）を摘出したところ、症状は完全に治まりました。しかし術後も成長ホルモンの分泌が悪かったため成長ホルモン治療を始めると、身長は急激に伸びて、現在ではほぼ正常範

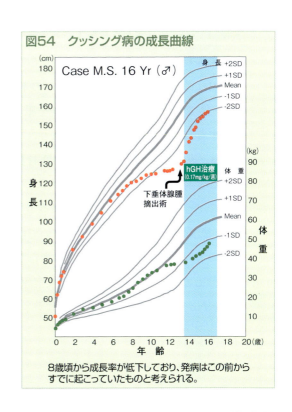

図54　クッシング病の成長曲線

8歳頃から成長率が低下しており、発病はこの前からすでに起こっていたものと考えられる。

第7章 成長障害の治療法とその効果

囲に入っています。

　脳腫瘍のように下垂体に器質性の障害が後で起こった場合は、絶対的な身長よりも、むしろ年間の伸び率をチェックするほうが重要です。この例もそのことをよく示しています。

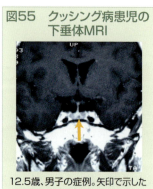

図55　クッシング病患児の下垂体MRI

12.5歳、男子の症例。矢印で示したところがACTH産生の微小腺腫。

■甲状腺機能低下症における低身長の治療

　甲状腺機能低下症には、先天的なものと後天的なものがあります。

　いずれの場合でも甲状腺ホルモンの不足によって背の伸びが悪くなっている子供では、甲状腺ホルモンの薬を服用することで身長の伸びを再び正常化することが可能です。

　なお、成長ホルモン分泌不全性低身長症の子供では、成長ホルモンの治療で全身の代謝が活発になることにより、甲状腺ホルモンの消費が高まり、隠れていた甲状腺機能低下症が顕在化してくることがあります。このような時は、成長ホルモンだけを注射していても効果が乏しく背の伸びが鈍くなってきますが、甲状腺ホルモンを服用することで、本来の効果を得ることができます。したがって、成長ホルモンで治療中には定期的に甲状腺ホルモンの値をチェックする必要があります。

■愛情遮断性低身長症の治療

　この病気による成長障害を是正するには、ストレスの多い、不快な環境から子供を早い時期に隔離する必要があります。

　図56は愛情遮断性低身長症の7歳の男子です。

　左側の写真は初診時に撮影されたものですが、この時期はうつむきかげんで自信がなさそうに見えます。これに対し右側の写真は、同じ子供を家庭から隔離し、病院に入院させて1年後に撮影したものです。初診時に比べると背がぐんぐん伸び、胸を張り自信にあふれてきていることがうかがえます。

　愛情遮断性低身長症の特徴としては、病院や施設にいるときには背が伸び、体重も増えますが、家庭に帰すと再び身長・体重とも増えなくなる、といった階段状の成長パターンを示します（次ページ図57）。

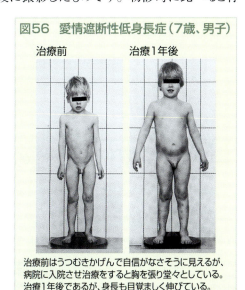

図56　愛情遮断性低身長症（7歳、男子）

治療前　　　治療1年後

治療前はうつむきかげんで自信がなさそうに見えるが、病院に入院させ治療をすると胸を張り堂々としている。治療1年後であるが、身長も目覚ましく伸びている。

写真:Brook CGD: Growth disorders, In: Clinical Endocrinology, An Illustrated Text, ed by Besser GM and Cudworth AG, p16.7, JB Lippincott Company, Philadelphia, 1987.[25]より引用

第7章 成長障害の治療法とその効果

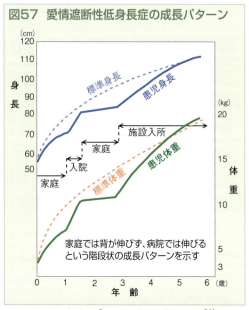

図57 愛情遮断性低身長症の成長パターン

家庭では背が伸びず、病院では伸びるという階段状の成長パターンを示す

諏訪珹三:「図でみる小児の成長障害」[26]より引用

■ラローン型低身長症の治療

　ラローン型低身長症は、成長ホルモン治療は不適応となるため、不足しているヒトIGF-Iを注射で補います。ラローン型低身長症の場合、そのまま放置しておくと身長が130cm程度で止まりますが、治療を施すと身長SDがプラス1.6程度改善するとの報告があります。ラローン型低身長症も早期発見、早期治療により最終身長を正常域まで改善することも可能です。しかし、IGF-Iにはインスリンを増加させる作用があり低血糖を起こす危険性もあるため、成長ホルモン分泌不全性低身長症に比べると比較的治療がむずかしいタイプの病気といえます。

■プラダー・ウィリ症候群の成長ホルモン治療

　プラダー・ウィリ症候群における低身長症では、成長ホルモンの治療が有効なため、現在は成長ホルモンの分泌状態とは関係なく、0.35mg／kg／週の成長ホルモン治療が認められています。

　本症における成長ホルモンの治療成績を調べた少数例のデータによると、現在認められている半分の治療量であるにもかかわらず、男性の最終身長が平均で158.0cm、女性は平均で147.7cmと、ほぼ正常範囲の下限（-2SD）まで到達するとしています。このため、将来はさらに治療成績の改善が期待できます。また身長以外にも、脂肪分解作用やタンパク同化作用など、成長ホルモンの持つ代謝促進作用も注目されています。

　ただ幼い症例では、成長ホルモンの治療開始後早期に突然死したとの報告があります。治療前に心肺機能、気道狭窄の有無を検討、是正するとともに、成長ホルモンの投与は少量より始め、ゆっくり増量した方が良いかもしれません。

■SGA性低身長症の治療

　胎児期に栄養不足などで発育障害を起こした例では、生後に十分な栄養を与えることによって、しばしば良好な成長が見られます。しかし、これらの子供は、正常な子供に比べて若干低めの身長で推移することが少なくありません。本症では成長ホルモンの分泌はおおむね正常ですが、中には成長率が改善せず著しい低身長となる例もあるため、我が国でも2008年

第7章 成長障害の治療法とその効果

10月より、低出生体重児の基準を満たし、暦年齢3歳以上で、身長SDSが−2.5SD未満、成長率SDSが0SD未満かつGH分泌が正常であれば保険で成長ホルモンの治療が可能となりました。欧米では我が国より早期に本症の治療が開始されましたが、2006年に共通の基準が設けられ、2歳以上の子が一定の条件を満たせば成長ホルモンの治療が可能となっています。しかし、病因が多様であるためか、成長ホルモンの効果に関してはまだ一定の評価が得られていないのも事実です。今後成人身長に及ぼす成長ホルモンの治療効果やその効果を規定する要因についての検討が行なわれるものと思われます。

第8章 成長ホルモン治療の実際

成長ホルモン治療は、1週間に6〜7回、お尻やふとももなどに皮下注射をします。
注射はほぼ毎日行なうため、成長ホルモン治療では自宅で本人や家族が注射することが認められています。患者さんが幼少の時は保護者が注射を打つのが一般的ですが、年長の子供の場合は自分で注射することもできます。

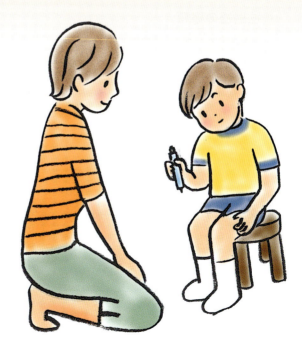

第8章 成長ホルモン治療の実際

■成長ホルモン治療は家族や本人が行なう

　注射は、ふつう、医師あるいは医療従事者でないとできない原則になっています。しかし成長ホルモン治療の場合は、毎日通院しなければならないという事情を汲んで、1985年から自宅で本人や家族が行なう「在宅自己注射」が認められるようになりました。この自宅で続ける自己注射が、成長ホルモン治療の重要な柱となります。

　注射は、保護者が本人に打ってあげるのが一般的ですが、年長の子供の場合は本人が注射することも可能です。

　成長ホルモン治療の実際について、順に説明していきましょう。

●注射器の種類

　現在使われている注射器には、大きく2つのタイプがあります。

　1つは成長ホルモンの薬が入ったカートリッジを注入器にセットして使うペン型の注射器です。注入器の使い方や扱いはメーカーによって多少異なりますが、いずれの場合もごく簡単な操作で注射できることや、針が非常に細いために痛みが少ないこと、また清潔が保ちやすいことなどから、現在最もよく使われています。

　2つめは、従来から使用されてきたもので、バイアル（ビン）に入っている凍結乾燥された粉末の薬剤（成長ホルモン）を溶解液（生理食塩液）で溶かしてから注射します。手間がかかるのが難点ですが、溶解液に防腐剤が含まれていないので、アトピーやアレルギー性皮膚炎の人には勧められます。

●注射する部位

　注射する場所は、おしり（臀部）、ふともも（大腿部）、うで（上腕部）、おなか（腹壁）などの皮下脂肪がある部分です（図58）。皮下脂肪が多く、注射時の痛みをさほど感じないで、効き目が毛細血管を伝わってジワジワと浸透していきます。

　まず注射する場所を消毒用アルコールで広めに拭いてから、軽くつまんで注射器を垂直に立てて、注射針が見えなくなるまで刺して注射します。そして注射後さらに6～7秒ほど待ってから注射針を抜きます。すぐに抜いてしまうと薬液が戻ってくることがあるからです。

　なお、同じ場所に続けて注射するとその皮膚の脂肪が萎縮して固くなることがあるため、前回打った場所から2～5cm程度離して打つようにします。できれば注射部位を左右交互に変え、その部位をカレンダーやメモに記録しておくとよいでしょう。

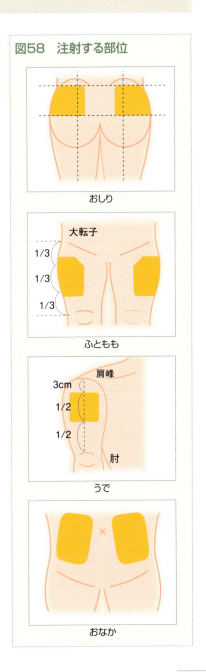

図58　注射する部位

第8章 成長ホルモン治療の実際

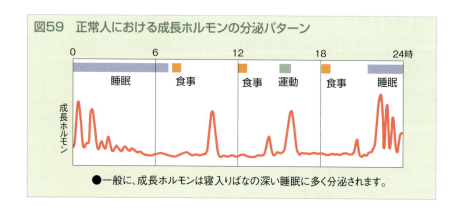

図59　正常人における成長ホルモンの分泌パターン

● 一般に、成長ホルモンは寝入りばなの深い睡眠に多く分泌されます。

● 注射する時間

　注射をする時間は、夜寝る前が適切です。正常人の成長ホルモンは1日分の70％が夜間に分泌されますので（図59）、この時間帯に行なうことが生理的に最も自然と考えられるからです。

　ただし、冷蔵庫から出した直後の冷えた薬液を注射すると、冷えた注射液が体内に入ることの違和感から、注射するとき痛く感じることがありますので、注射を打つ前に冷蔵庫から出しておいて、室温に近づけてから注射すると違和感がなくなるのでよいと思います。

　なかには幼児の場合、寝るのを待って注射する保護者もいるようですが、あまり感心できません。子供が不意に寝返りをうつこともあるでしょうし、注射に気付いた時の不信感から、その後の治療に支障を来すのも心配です。なぜ注射が必要かを子供にもわかるように話してあげると、子供もいずれ納得して治療に協力するようになるので、両親もためらうことなく勇気を持って対応していただきたいと思います。

● **注射する薬の量**

　成長ホルモン製剤は、病院で1カ月分まとめて受け取ります。成長ホルモン製剤はアミノ酸でできているので、溶剤にすると3〜6週間で効力が失われてしまいます。使い残しの分は必ず冷蔵庫に保管しましょう。

　注射の回数と注射量は担当の医師が指示しますので、指示されたスケジュールに従って注射することが基本です。

　皮下注射された成長ホルモンは毛細血管に入り、ついで静脈に流れていきます。血液中に入った成長ホルモンは約20分で半分に減ってしまいます(半減期)。ですから、前の晩に注射した成長ホルモンは翌日には完全に消えてなくなり、身体の中に蓄積することはありません。

　なお、成長ホルモンの投与量は疾患ごとに決められていて、成長ホルモン分泌不全性低身長症の場合は、体重1kg当たり1週間で0.175mgとなっています。これを注射する回数で割った量が、1回あたりの投与量となります。この量は同年齢の子供が一日につくる成長ホルモンの量の約1.4倍にすぎません。これは、少し激しい運動をすれば脳下垂体から分泌されるくらいの量ですから多すぎるということはなく、生理的な量に近いと考えられます。

● **続けて注射する方が効果が高い**

　成長ホルモンの治療効果に関しては、1週間の投与回数が多いほど、また本人の成長ホルモンの欠損の程度が強いほどよく伸びるとされており、一般に1年目の伸びは約8〜11cm程度とされています。

　成長ホルモンは1週間の投与量が同じ場合、できるだけ小刻みに注射

第8章 成長ホルモン治療の実際

したほうが成長促進効果が大きくなります。したがって週に3、4回よりも6回、7回（毎日）のほうがよく伸びます。

ペン型注射器で使われる針は非常に細く短くなっているので、あまり痛くありません。それでも最初は打つたびに泣かれることがあります。毎日注射をするのがむずかしいようなら、最初は1週間の注射を少ない回数から始めていってもかまいません。慣れていけば、1カ月後くらいには毎日打てるようになると思います。

成長ホルモンが不足している子供の場合は、その分泌不全の程度が悪いほど高い効果が見込まれます。特に治療1年目に現れる追いつき成長（Catch up growth）は低身長の子供に自信を与え、同年代の他の子供たちの身長に徐々に近づくことで、ますます明るく元気になっていきます。

■ 新しい成長ホルモン製剤

現在の医療技術では、成長ホルモン製剤はほとんど毎日注射することが必要です。注射針が細くなり痛みが軽減したといっても、子供にとってはなお負担が大きいのも事実です。

私はかねがね、毎日注射しなくても、1回注射すれば長時間効果が持続するような製剤や痛みを伴わない製剤ができないものかと願っていました。

最近、いくつかの国で1回注射すれば1〜2週間効果が持続する長時間作用性の成長ホルモン製剤の開発が進められています。こういった製剤が治療に使えるようになれば、子供にとってはもちろんのこと、成長ホルモンが欠損した成人にとっても治療が受けやすくなります。

簡便で、しかも安全な治療法が、ここ日本でもいち早く可能になることを期待したいものです。

■成長ホルモン以外の成長促進療法

●正常低身長児のクロニジン療法

著しい低身長であっても、成長ホルモンの分泌が正常であるために、どうしても成長ホルモン治療ができない子供もいます。そういった場合はもうギブアップなのかと心配される方も多いと思いますが、その場合でも治療の選択肢はまだ残されていると思われます。

現在、各国で行なわれているのがクロニジン療法です。

クロニジンは、成長ホルモンの負荷検査でも述べた通り、成長ホルモンの分泌を促すことから、これを使って背を伸ばせないかとイタリアの医師が治療に使い始めたものです。

イタリアでの報告によると、8例の低身長児に夜間、クロニジンを1回だけ服用させ、20分ごとに採血して血中の成長ホルモンの値を調べると、クロニジンを服用しない場合と比較して明らかに成長ホルモンの分泌が増加したとのことです。

そこで私たちは、成長ホルモンを注射した時と比較して、クロニジンはどのくらい血液中の成長ホルモンを増やすか検討してみました。

まず病的な原因が見当たらない正常低身長児（9例）にクロニジンを投与した場合では、成長ホルモンは15ng／mL近くまで増えました（図60・グラフ左）。一方、正常成人男性（7例）に、低身長の治療で使われると同量の

第8章 成長ホルモン治療の実際

　成長ホルモンを皮下注射した場合は、成長ホルモンを直接投与したにもかかわらず23ng/mL程度にとどまりました（図60・グラフ中央）。また両群の成長ホルモンの血中濃度のピークの平均値を比べたところ、あまり差がないことも分かりました（図60・グラフ右）。

　これらの結果から、やはりクロニジンにはかなり成長ホルモンを分泌させる働きがあることが確認できました。

　ただし、成長ホルモンを投与したほうが血中の成長ホルモン濃度は長時間高い値を維持しているため、成長促進因子（IGF-I）の産生を促す力は成長ホルモン治療の方が勝っていると考えられます。

　先にあげたイタリアの報告では、低身長の子供たちをクロニジンで6カ月間治療したところ、治療前3.1cmであった年換算の成長率が治療後は10.2cmに改善したとしています。しかし、このデータは余りにも良好すぎる

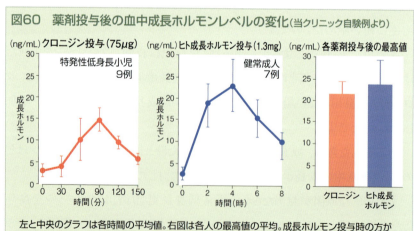

図60　薬剤投与後の血中成長ホルモンレベルの変化（当クリニック自験例より）

左と中央のグラフは各時間の平均値。右図は各人の最高値の平均。成長ホルモン投与時の方が血中成長ホルモンは長時間高値を保っているが、最高値はクロニジン投与例とあまり変わらない。

ように思います。実際にはこれほどは伸びませんが、長期に治療していると結構じわじわと伸びる傾向が見られます。

●ゆっくり背を伸ばす生理的治療法

　もともとクロニジンは高血圧の治療薬として開発され、世界で広く使われていますが、それと同時に成長ホルモンの分泌を促進する作用も持っているため、成長ホルモンの分泌負荷試験薬としても広く用いられています。

　高血圧の治療に使う場合は1回75〜150μgを1日3回服用させますが、低身長の子供に使う場合は、この半分の量（37.5〜75μg）を1日1回就寝前に服用させます。クロニジンは特別な副作用はなく、安全な治療法と考えられます。また低身長の治療薬としては保険が適用されていませんが、1錠（75μg）数円と非常に安価な薬です。

　当クリニックでは、クロニジン療法を施す場合、背を伸ばすために1日にどれだけのタンパク質が必要か、またそれが主要な食品中にどれだけ含まれているかを説明するとともに、運動や睡眠の重要性についてもお話ししています。クロニジンの治療においても、こうした要素が重なって成長を促すと思われるからです。

　クロニジン療法は、成長ホルモン治療のように1年目に急速に伸びるということはありませんが、自分の下垂体から分泌する内因性の成長ホルモンを用いてじわじわと背を伸ばすため、生理的な治療法であると考えられます。なお、米国では2008年より特発性低身長症の成長ホルモンによる治療が承認されています。

第8章 成長ホルモン治療の実際

コラム⑥　低身長治療のための未来の成長ホルモン分泌刺激剤

　今、多くのドクターが望んでいるのはクロニジンよりも、もっと強力で長時間作用する成長ホルモン分泌促進剤の開発です。

　以前、健常人に視床下部に存在するGhrelinと同様にその受容体を刺激するGHRP-6をGHRHと一緒に投与したことがあります。

　GHRP-6（100μg）はGHRH（100μg）よりも強い成長ホルモン分泌促進活性を持っていますが、これらを健常人に同時に投与すると個々の反応を足したよりも大きな（相乗的）反応が見られます。

　これはGHRP-6とGHRHの成長ホルモン細胞への作用の仕方が異なっているために起こる現象と考えられます。つまりGHRHは成長ホルモン細胞に結合しサイクリックAMPの増加を介して成長ホルモンの合成・放出を促しますが、GHRP-6は細胞に結合したあと、主にカルシウムを動員して成長

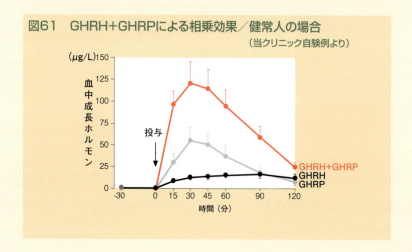

図61　GHRH+GHRPによる相乗効果／健常人の場合
（当クリニック自験例より）

ホルモンの放出を促します。

　おそらくGHRHとGHRP-6を同時に投与すると、上記の異なった細胞内情報伝達系が相互にプラスの方向に働きあって、それぞれを単独で投与した時よりも大きな成長ホルモンの反応が起こったものと思われます。このような細胞内の情報伝達物質相互の干渉のことをクロストーク（cross talk）といいます。

　したがって、将来GHRHとGHRP-6の作用部位に同時に働くような経口の薬剤が開発されれば、著明な成長ホルモンの反応が起こることが予測され、成長ホルモン分泌が正常であるが背が低い、いわゆる特発性低身長症への治療の道が開けるのではないかと思われます。

図62　成長ホルモン細胞のシグナル伝達経路

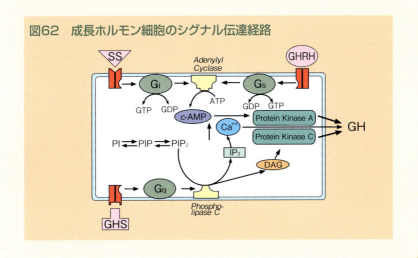

第9章 間違った「低身長医療」に出合わないために

専門医は多くの症例を診断し治療してきていますから、個々の状況に合わせたきめ細かい対応を行なうことができます。また生活の質の向上や健康面での配慮においても、専門医による適切なフォローは大きな意味を持ちます。

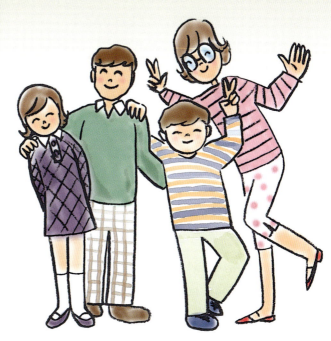

第9章 間違った「低身長医療」に出合わないために

■専門医の診断を受けることの意味

　これまで述べてきたように、成長障害をもたらす要因は多種多様です。低身長でありながら、どこにも異常が見当たらない子供も大勢います。あらゆる角度から検討を加え、病気の本当の原因を明らかにして適切な治療を行なうのが、低身長の治療に携わるわれわれ専門医の役割です。

　専門医は多くの症例を診断し治療してきていますから、個々の状況に合わせたきめ細かい対応が行なえます。その結果、専門医の治療と専門医によらない治療とでは、最終身長において大きな差が生じるケースが少なくありません。また低身長の治療は、長期に渡る治療経過をしっかり観察しながら適切に対応することも重要ですが、専門医の適切なフォローがあれば、さらに安心して治療を続けることができます。

　ただし、専門医だからということで、低身長の改善に過度の期待をかけるのも問題です。

　思春期を過ぎ、骨がすっかり成熟してしまった状態では治療効果は望めません。また、両親から受け継いだ体質的な側面をそっくり変えることも不可能です。将来背が伸びる可能性があるかどうかという診断も専門医に下してもらうことが重要でしょう。中には、成長ホルモンの治療では、毎日の自己注射が必要だということを後から知って、診断後に治療をしり込みされる保護者もいます。何歳くらいで診療を受ければよいか、どんな治療を行なうのか、その効果はどのようなものか、といった知識を持っていただくことは、低身長症の治療では特に大切なことです。

　低身長例の中には、成長ホルモンの欠損だけではなく、副腎皮質ホルモ

ンの欠損も伴っているケースがあります。このような場合は毎日一定のステロイドホルモンを服用するほかに、即効性のステロイドをあらかじめ持たせておき、体調の悪いときに臨時に服用するよう、外来で何回も指導する必要があります。これは、副腎皮質機能低下症の患者さんの場合、強いストレスが加わると「急性副腎不全」という重篤な状態に陥り、生命が脅かされることがありますが、臨時のステロイドの服用で、これらのリスクが予防できるからです。

　このように、成長障害の子供が専門医の治療を受けることは単に身長の面だけでなく、QOL（生活の質）の向上や生命予後の面からも重要です。

■高身長信仰を捨てる

　クリニックに来院する相談者の中には、すでに170cmを越える身長にもかかわらず、さらに背を伸ばして欲しいというケースもあります。

　低身長児が背を伸ばしたいと希望することは、治療を前向きに受け止めるきっかけになるので望ましいことですが、その目標はあくまでも標準身長であって、高身長ではありません。高身長を望みすぎると、それが叶えられない時の失望も大きなものになります。

　治療による成人身長は、私たちの成績では平均で男子で163cm、女子で150cm位です。

　世の中には太った人も痩せた人もいます。おしゃべりな人、無口な人、大胆な人、慎重な人、スポーツが得意な子、音楽や絵を描く才能が豊かな子供と千差万別です。いろいろな人がいますが、いずれもどちらがよいとは言

第9章 間違った「低身長医療」に出合わないために

えないと思います。背が低いということも同じことで、その子供の個性です。そのことを本人はもちろん、保護者にも知ってほしいと思います。

保護者の中には、背の低い子供に対して、「このままでは結婚や就職もできない」といったマイナス面だけを強調して、不必要なストレスを与えたり、すでに学校などで受けているであろう差別感をさらにあおるケースが見受けられます。まず、そうした保護者自身が抱いている「高身長信仰」を捨てることが大切です。背が高いことは、社会生活を営む上で必要な条件ではありません。身長だけに捉われずに、子供本人のさまざまな可能性に目を向け、得意分野や長所を伸ばしてあげるようにして、背の高さには関係なく、自分に自信をもって生きていけるように、導いてほしいと願ってやみません。

■大切な子供の心のケア

低身長の子供は、小学校へ入学してからいじめの対象になることがあります。おそらく「みんなと同じような身長になりたい。こんなに背が低いのはいやだ」と本人自身も思い悩んでいることと思われます。そんな子供たちにとって一番頼りにしたいのは両親です。「背が低いことは決して悪いことではないし、それを卑屈に思うこともない。むしろ自分の個性として受け止めながら自分の長所や能力を生かし魅力ある人間になることがずっと重要だ」ということを、両親から本人に常に言い続けてほしいものです。

クリニックへ来て診察を受ける際にも、「背を伸ばしてもらおう」と子供に言うよりは、「どこか悪いところがないか調べてもらおう」ということで来院する方がよいと思います。診断の結果、どこにも異常がなく治療の必要のないこ

とがわかったときでも、「もう治療はできない」と悲観するのではなく、「病気じゃなくて良かった」と前向きに考えることが大切でしょう。

そもそも、病気がなく健康であるということは、病気に伴うリスクや治療の必要がなく、その点ではとても幸せなことなのです。本人が話を聞くことのできる年齢であれば、私は保護者の了解を得て、本人になぜこれ以上背が伸びないか、また治療する必要がないということはどういうことかを詳しく説明します。後でたずねてみると、「きちんと話してもらって、気持ちが落ち着いた」という保護者や子供たちが多いようです。

もちろん治療を受けることで背が伸びている間は、みんな明るく元気な子供らしさを取り戻します。それでも、やがて治療が終わる時が来ます。

通常は治療を続けることで極端な背の低さは改善されますが、まだ背が低いという状態が残ることもあります。ですから心のケアは、治療がすんだ後も必要です。「背が低いことはひとつの個性だ」と言いましたが、さらに付け加えるなら、背が低いという体格的なハンディキャップを認めた上で、それを乗り越えて何かを成し遂げる力を持つこと、それがそれぞれの子供たちの個性であると思います。

子供たちを取り巻く環境や彼らが目指す目標は百人百様です。自分の背が低いことを恨むのではなく、むしろコンプレックスをバネにして、他の子供よりも早くから自分の得意分野や興味のあるものを見つけて、それに打ち込むことができるチャンスを与えられたと考えられるようになれば、すばらしいと思います。それには、保護者たちがどんな時でも明るく元気な様子を見せることが第一条件です。そして、子供たちがどんな方向に進もうとしているのか温かく見守りながら、サポートしていくことが何より大切であると思います。

参考 引用文献

1) 眞山和徳:「図でみる小児の成長障害」(中島博徳, 他編；協和企画通信), 東京, p124, 1990.
2) 骨成熟研究グループ:「日本人標準骨成熟アトラス」(金原出版), 東京, p9,45,73, 1993.
3) 田中敏章:「成長障害の臨床」(メディカルレビュー社), 東京, p87, 1997.
4) Tanner JM: Growth at Adolescence, 2nd ed, Blackwell Science Publishing, Oxford, 1963.
5) 千原和夫:「図でみる小児の成長障害」(中島博徳, 他編；協和企画通信), 東京, p93, 1990.
6) Carlsson B, et al: Acta Paediatr Scand 379 (Suppl): 70, 1991.
7) 小川正道:「図でみる小児の成長障害」(中島博徳, 他編；協和企画通信), 東京, p139, 1990.
8) 小川正道, 上條隆司:「ヒト成長ホルモン」(岡田義昭 監修；メディカルレビュー社), 東京, p273, 1990.
9) Lippe BM: Physical and anatomical abnormalities in Turner syndrome, In: Turner Syndrome, ed by Rosenfeld RG and Grumbach MM, pp183-196, Marcel Dekker, New York, 1990.
10) Wiedemann H-R and Kunze J: Achondroplasia, In: Clinical Syndromes, 3rd ed, p269, Times Mirror International Publishers Limited, London, 1997.
11) 立花克彦, 他：軟骨無形成症患児の身長の検討. (小児科診療 60, 1363-1369, 1997.の資料より作製)
12) Wales JKH, et al: Early sexual development, In: Color Atlas of Pediatric Endocrinology and Growth, p84, Mosby-Wolfe, London, 1996.
13) Hall R and Evered DC: Disorders of growth, In: A Colour Atlas of Endocrinology, 2nd ed, p54, Wolfe Medical Publications, London, 1990.
14) 高野加寿恵:「図でみる小児の成長障害」(中島博徳, 他編；協和企画通信), 東京, p154, 1990.
15) 高野加寿恵:「ヒト成長ホルモン」(岡田義昭 監修；メディカルレビュー社), 東京, p299, 1994.
16) Tanaka T, et al: Horm Res, 33: 102, 1990.
17) Isojima T, et al: Clin Pediatr Endocrinol, 19: 69, 2010.
18) Hanew K, et al: Clin Pediatr Endocrinol, 7: 63, 1998.
19) Rosenfeld RG: Long-term results of GH therapy in Turner syndrome, In: Basic and Clinical Approach to Turner Syndrome, ed by Hibi I and Takano K, pp339-344, Elsevier Science Publishers BV, Amsterdam, 1993.
20) Ranke MB, et al: Factors influencing final height in Turner syndrome following GH treatment: results of the Kabi International Growth Study (KIGS), In: Turner Syndrome in a Life-Span Perspective, ed by Albertsson-Wikland K and Ranke MB, pp161-166, Elsevier Science Publishers BV, Amsterdam, 1995.
21) de Muinck Keizer-Schrama SMPF: A model for dosing GH. Turner syndrome: Strategies for optimizing growth, 27th International Symposium on GH and Growth Factors in Endocrinology and Metabolism, Nice, April 16-17, 1999.
22) 清野佳紀:第17回 日本骨代謝学会会長講演, 1999.
23) 堀中晋:「図でみる小児の成長障害」(中島博徳, 他編；協和企画通信), 東京, p358, 1990.
24) MacGillivray MH: Disorders of growth and development, In: Endocrinology and Metabolism, 3rd ed, ed by Felig P, Baxter JD and Frohman LA, Fig 26-16, McGraw-Hill Inc, New York, 1995.
25) Brook CGD: Growth disorders, In: Clinical Endocrinology, An Illustrated Text, ed by Besser GM and Cudworth AG, p16.7, JB Lippincott Company, Philadelphia, 1987.
26) 諏訪珹三:「図でみる小児の成長障害」(中島博徳, 他編；協和企画通信), 東京, p235, 1990.

参考データ 標準身長・SD表

資料1　標準身長※・SD表（作成年月／2005年12月）

標準身長・SD表（男子）2000年度

暦年齢(歳・月)	標準身長-2.0SD (cm)	標準身長-2.5SD (cm)	標準身長-3.0SD (cm)	標準身長(偏差) (cm)
0・0	44.7	43.6	42.5	49.0(2.1)
0・6	63.1	61.9	60.8	67.8(2.4)
1・0	69.8	68.5	67.2	75.0(2.6)
1・6	74.9	73.5	72.1	80.5(2.8)
2・0	79.4	77.9	76.4	85.4(3.0)
2・6	83.1	81.5	79.9	89.6(3.2)
3・0	86.4	84.7	83.0	93.3(3.5)
3・6	89.5	87.7	85.9	96.9(3.7)
4・0	92.5	90.5	88.6	100.2(3.9)
4・6	95.3	93.2	91.2	103.5(4.1)
5・0	98.1	95.9	93.7	106.7(4.3)
5・6	100.9	98.6	96.3	110.0(4.5)
6・0	103.8	101.4	99.0	113.3(4.8)
6・6	106.8	104.3	101.8	116.7(5.0)
7・0	109.5	107.0	104.5	119.6(5.1)
7・6	112.2	109.7	107.1	122.5(5.1)
8・0	114.7	112.1	109.4	125.3(5.3)
8・6	117.2	114.5	111.8	128.1(5.5)
9・0	119.7	116.9	114.1	130.9(5.6)
9・6	122.1	119.3	116.4	133.6(5.7)
10・0	124.5	121.5	118.5	136.4(5.9)
10・6	126.8	123.8	120.7	139.1(6.1)
11・0	128.9	125.6	122.3	142.2(6.6)
11・6	131.0	127.5	123.9	145.3(7.1)
12・0	133.9	130.1	126.3	149.1(7.6)
12・6	136.8	132.8	128.7	152.9(8.1)
13・0	140.7	136.8	132.8	156.5(7.9)
13・6	144.6	140.8	136.9	160.0(7.7)
14・0	148.6	145.0	141.5	162.8(7.1)
14・6	152.5	149.3	146.0	165.5(6.5)
15・0	154.7	151.6	148.5	167.1(6.2)
15・6	156.8	153.9	150.9	168.6(5.9)
16・0	157.7	154.8	151.8	169.4(5.8)
16・6	158.5	155.6	152.7	170.1(5.8)
17・0	158.8	155.9	153.0	170.5(5.8)
17・6	159.1	156.2	153.3	170.8(5.8)

標準身長・SD表（女子）2000年度

暦年齢(歳・月)	標準身長-2.0SD (cm)	標準身長-2.5SD (cm)	標準身長-3.0SD (cm)	標準身長(偏差) (cm)
0・0	44.2	43.2	42.2	48.4(2.1)
0・6	61.6	60.5	59.4	66.2(2.3)
1・0	68.4	67.1	65.9	73.4(2.5)
1・6	73.9	72.5	71.2	79.4(2.7)
2・0	78.4	77.0	75.5	84.3(2.9)
2・6	82.1	80.5	78.9	88.4(3.1)
3・0	85.5	83.8	82.1	92.2(3.4)
3・6	88.8	87.0	85.2	95.9(3.6)
4・0	91.9	90.0	88.1	99.5(3.8)
4・6	94.8	92.8	90.8	102.8(4.0)
5・0	97.7	95.6	93.5	106.2(4.2)
5・6	100.6	98.4	96.2	109.5(4.4)
6・0	103.4	101.1	98.8	112.7(4.6)
6・6	106.1	103.6	101.2	115.8(4.9)
7・0	108.8	106.3	103.8	118.8(5.0)
7・6	111.4	108.9	106.3	121.7(5.1)
8・0	113.9	111.2	108.6	124.6(5.4)
8・6	116.4	113.6	110.8	127.5(5.6)
9・0	118.8	115.8	112.9	130.5(5.9)
9・6	121.2	118.1	115.0	133.5(6.2)
10・0	123.9	120.7	117.5	136.9(6.5)
10・6	126.7	123.3	119.9	140.3(6.8)
11・0	130.2	126.9	123.5	143.7(6.7)
11・6	133.8	130.4	127.1	147.1(6.7)
12・0	137.0	133.9	130.7	149.6(6.3)
12・6	140.2	137.3	134.3	152.1(5.9)
13・0	142.3	139.4	136.6	153.6(5.7)
13・6	144.3	141.6	138.9	155.1(5.4)
14・0	145.3	142.6	139.9	156.0(5.4)
14・6	146.2	143.6	140.9	156.8(5.3)
15・0	146.5	143.9	141.3	157.1(5.3)
15・6	146.9	144.3	141.6	157.3(5.2)
16・0	147.1	144.4	141.8	157.5(5.2)
16・6	147.2	144.6	142.0	157.7(5.2)
17・0	147.4	144.8	142.2	157.9(5.2)
17・6	147.6	145.0	142.4	158.1(5.3)

※小児慢性特定疾患治療事業において採用された身長基準に準拠した2000年度版標準身長

伊藤善也ほか:小児科診療 68:1343-1351, 2005より抜粋

参考データ 診断の手順

資料2 成長ホルモン分泌不全性低身長症診断の手順（羽二生クリニックにて）

① 電話で受診の予約

② 来院時母子手帳、これまでの成長の記録を持参

③ 両手のレントゲン写真、トルコ鞍（正面、側面）のレントゲン写真

④ 身長、体重測定

⑤ 問診
　a）分娩状態（正常分娩、仮死分娩など）、在胎週数、出生時の体重、身長
　b）既往歴（アトピー、喘息、心、腎疾患、ネフローゼ、SLEなど慢性疾患の有無）
　c）両親の身長と思春期遅発の有無
　d）兄弟の身長
　e）食欲、活動性、易疲労性、起床、寒がり、便秘、頭痛、視力

⑥ 診察
　a）顔貌、プロポーション、外表奇形、二次性徴の遅れや進行、視野
　b）レントゲン写真の説明（トルコ鞍拡大が認められる場合→MRI）

⑦ 今後の方針
　a）身長が−2SD（あるいは年間の成長率が2年間にわたって標準の−1.5SD以下）で骨年齢が暦年齢より1年以上遅れているとき→成長ホルモン治療が可能かどうかの負荷試験（最低2種類）
　b）上記以外でも本人や家族が治療を希望するとき→クロニジン負荷試験後、クロニジン療法

⑧ 来院時の採血
　甲状腺ホルモン、甲状腺刺激ホルモン、成長ホルモン、成長促進因子、性ホルモン、性腺刺激ホルモン、乳汁分泌刺激ホルモン、ステロイドホルモン、血清カルシウム、リン、生化学、末梢血

参考データ 小児慢性疾患の申請手続き

資料3　小児慢性特定疾病の申請手続きチャート（※平成27年12月現在）
（申請手続きの方法は、都道府県によって多少異なります）

【手続きの流れ】
小児慢性特定疾病の医療費助成の申請については以下のとおりです。
①指定医療機関にて受診を受ける。
②指定医療機関にて診断後、医師により小児慢性特定疾病の医療意見書を手交してもらう。
③②で手交された医療意見書を添付の上、医療費助成の申請を都道府県、指定都市、中核市に提出する。（＊）
④小児慢性特定疾病審査会にて対象患者の審査を行う。
⑤都道府県、指定都市、中核市より患者・家族に認定・不認定を通知する。

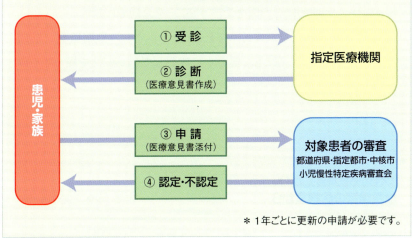

＊1年ごとに更新の申請が必要です。

※申請時に必要な書類
- 医療費支給認定申請書　●医療意見書（主治医が記入）
- 医療意見書の研究利用に関する同意書
- 住民票　●健康保険証の写し
- 市町村民税（非）課税証明書など課税状況を確認できる書類

おわりに

　低身長の診断と治療についていろいろと述べてきましたが、成長障害の原因はまだまだ未解明な部分が少なくありません。原因が明らかになればそれに応じた治療法が確立されるでしょうし、成長ホルモン製剤もどんどんよりよいものがつくられてくるでしょう。また、成長ホルモンの分泌が正常でありながら、背が低い子供たちに対しても、成人身長を改善するための有効な薬剤が開発される可能性も大きいと思われます。低身長でありながら成長ホルモンの治療が受けられない場合でも、定期的に専門医を受診することをお勧めします。
　本書が、特に重症な成長障害をもった子供たちの早期発見、早期治療に結びつき、心身ともに健やかに成長してくれることを願ってやみません。

よくわかる低身長児の診療ガイド
成長障害の診察室から

定価（本体 2,000 円＋税）

平成14年12月10日初版	著　者／羽二生邦彦
平成17年12月26日第2版	発行者／鈴木文治
平成28年3月30日第3版	発行所／医学図書出版株式会社
© 2016.〈検印省略〉	〒113-0033 東京都文京区本郷 2-29-8 大田ビル TEL 03-3811-8210　FAX 03-3811-8236 http://www.igakutosho.co.jp 振替　東京 00130-6-132204

ISBN978-4-86517-163-1